主编／邝高艳　龚志贤　严　可　王林华

主审／卢　敏

骨正筋柔

卢敏骨伤经验四十年集萃

中国科学技术出版社

·北京·

图书在版编目（CIP）数据

骨正筋柔 / 邝高艳等主编 .-- 北京：中国科学技术出版社 ,2025.5.--ISBN 978-7-5236-0640-7

Ⅰ . R274

中国国家版本馆 CIP 数据核字第 2024DD3234 号

策划编辑	韩　翔　于　雷	
责任编辑	韩　翔	
文字编辑	卢兴苗	
装帧设计	佳木水轩	
责任印制	徐　飞	

出　　版	中国科学技术出版社	
发　　行	中国科学技术出版社有限公司	
地　　址	北京市海淀区中关村南大街 16 号	
邮　　编	100081	
发行电话	010-62173865	
传　　真	010-62179148	
网　　址	http://www.cspbooks.com.cn	

开　　本	710mm×1000mm　1/16	
字　　数	152 千字	
印　　张	10	
版　　次	2025 年 5 月第 1 版	
印　　次	2025 年 5 月第 1 次印刷	
印　　刷	北京博海升彩色印刷有限公司	
书　　号	ISBN 978-7-5236-0640-7/R·3223	
定　　价	88.00 元	

编著者名单

主　审　卢　敏

主　编　邝高艳　龚志贤　严　可　王林华

副主编　谭开云　刘　鑫　谭旭仪　许晓彤　聂　颖

编　者　（以姓氏笔画为序）

文　志　石淇允　闫娜娜　李纳平　吴　进

余金泰　张义镭　张申尧　张　波　张胜树

张　晓　陈柏屹　易南星　赵庆祚　段　航

柴　爽　徐永贵　龚亮宇　曾　凡　谢川浩

谢心军　蔡　昫

内容提要

"老骥伏枥，志在千里。"作为一个在杏林耕耘了四十个春秋的中医人，总结临床经验和学术思想，为人民的健康与中医学术的发展做出应有的贡献，这既是卢敏教授的夙愿，也是老一辈中医人的责任。

全书共5章。第1、2章简要介绍卢敏教授的学术思想及传承与发展；第3章以收集整理卢敏教授治验的典型医案为主，包括常用中药选、常用方剂选及临床经验方，较好地反映了卢敏教授治疗骨伤科疾病的指导思想和丰富的临床经验；第4、5章着重科学研究，包括临床研究、基础研究和医学科普及医学人文等。

本书总结了卢敏教授临证四十余年的诊疗经验，内容系统全面，经验独具特色，是一部难得的名老中医经验集，适合广大中医学子、中医临床工作者及中医爱好者阅读参考。

专家简介

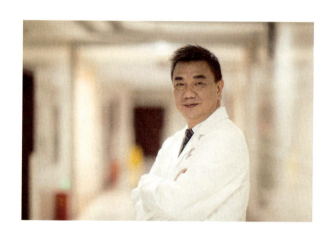

卢敏　一级主任医师，二级教授，第六批全国老中医药专家学术继承指导老师，全国名老中医药专家传承工作室建设项目专家；湖南省首批"十四五"中医药领军人才；湖南中医药大学博士生导师、博士后合作导师；国家中医药管理局中医优势专科湖南中医药大学第一附属医院骨伤科学术带头人；湖南省中医药和中西医结合学会骨科专业委员会名誉主任委员，中华中医药学会骨伤科分会常务理事，中国中西医结合学会骨伤科分会常务理事，中国中医药研究促进会骨伤科分会关节专委会副主任委员；主要承担国家和省部级科研项目20余项，发表学术论文100余篇；荣获湖南省科学技术进步奖、中国中医药研究促进会科学技术进步奖、湖南省中医药科技奖、湖南医学科技奖10余项；获敬佑生命·荣耀医者——"专科精英奖"、第十一届中国药学发展奖康辰骨质疏松医药研究奖·学科成就奖；两次评为湖南省中医药和中西结合学会先进个人和湖南中医药大学研究生导师立德树人建设先进个人，为湖南中医药大学第一附属医院首届名医、十大工匠之首。共培养全国老中医药专家学术经验继承工作继承人2名，博士后、博士研究生、硕士研究生及师带徒近百名。

主编简介

邝高艳　男，医学博士，中西医博士后，湖南中医药大学第一附属医院副主任医师，湖湘青年英才，长沙市卫生健康高层次人才，香港大学访问学者，硕士研究生导师；师从全国老中医药专家传承指导老师卢敏教授，从事骨伤临床、科研和教学逾十年，于上海市第一人民医院及上海市第六人民医院进修学习。担任中华中医药学会精准医学分会常务委员、中国中西医结合学会骨科微创专业委员会委员、中国民族医药学会骨伤分会常务委员、中国老年学医学会骨质疏松中医药专家委员会委员等职务。主持及参与国家自然科学基金、国家重点研发课题、湖南省自然科学基金等各级课题 20 余项，获中国中医药促进会科技奖、湖南省中医药科技奖一等奖等 10 余项，第五批青年中医药求真学者，院十佳优秀青年医师、住培医师心中好老师，湖南省优秀博士论文获得者，湖南省优秀学生党员，三下乡优秀志愿者。

龚志贤　男，医学博士，湖南中医药大学第一附属医院骨伤科副主任医师，副教授，硕士研究生导师；全国第六批老中医药专家卢敏教授学术经验继承人；担任中国中西医结合学会骨伤科分会康复专家委员会委员、中国民族医药学会疼痛分会理事、湖南省中医药信息研究会骨伤科信息专业委员会副主任委员、湖南省中医药和中西医结合学会免疫病诊疗专业委员会副主任委员。从事骨科临床、科研、教学工作十余年。先后前往洛阳"平乐正骨"、上海"石氏伤科"、中国中医科学院望京医院"清宫正骨"流派学习中医特色治疗技术；临床工作中注重发挥"中医特色外治法"、"传统正骨理筋手法"，倡导"精准诊断、精准治疗、快速康复"治疗理念，临床疗效显著；主持湖南省部级课题 2 项；发表学术论文 20 余篇；主编、参编著作 5 本；申请个人专利 10 余项；擅长治疗创伤骨折、颈肩腰腿疼痛等风湿骨痛类疾病。

严可　男，医学博士，湖南中医药大学第一附属医院骨伤科副主任医师，硕士研究生导师；担任中华中医药学会骨伤科分会青年委员、中国中医药研究促进会运动医学分会委员、湖南省中医药和中西医结合学会骨科专业委员会常务委员兼秘书、湖南省医学会骨科专业委员会青年委员；从事骨伤科临床、科研、教学工作十余年，主持省厅级、校级课题5项，参与国家自然科学基金等8项科研项目，发表论文10余篇，参编专著4部，获湖南省中医药科技进步奖3项。主要从事膝、髋、肩等各部位骨关节疾病与运动损伤的诊断与微创手术治疗；在膝关节骨关节炎、韧带损伤、半月板损伤，髋关节撞击症、股骨头坏死、髋臼发育不良、髋关节不明原因疼痛等疾病的诊断与治疗方面具有丰富的经验。

王林华　男，医学博士，湖南中医药大学第一附属医院中医骨伤科主任医师，四肢关节科副主任，硕士研究生导师，2022年湖南省青年骨干教师。医院临床技能清创缝合项目组组长，创伤急救技术导师，湖南省现场救护第一目击者培训导师。担任中国康复辅助器具协会肢体残障功能重建分会第二届委员会常务委员、中国中西医结合学会骨伤科分会横向骨搬移治疗糖尿病足及微血管网再生专家工作委员会常务委员、湖南省骨科专业委员会关节外科学组委员等职务。曾在韩国延世大学Severance Hospital研修矫形外科。主持及参与国家级、省部级和厅局级科研课题共10余项，发表论文30余篇；担任"十四五"全国高等院校规划教材《中医骨伤康复学》编委。擅长中医药治疗髋膝关节疾病，股骨头缺血性坏死，下肢创伤及足踝畸形，糖尿病足溃疡保肢等相关疾病。

序

  卢敏教授是我国中医骨伤界知名专家，学验俱丰，近期几位青年学子将卢敏教授从业四十余年的临证经验、治学理念及科研成果几经提炼汇聚成书，名曰《骨正筋柔》，剞劂付梓之际示稿于余嘱序，不胜荣幸，遂于灯下披览，深感其经验确有独到之处。该书内容丰富，理论与实践相结合，诚非一日之功。

  在长期的医教研实践中，卢敏教授逐渐形成了"调和整体，顺应筋骨"的学术思想，并认为慢性筋骨病的基本病因、病理为"虚、瘀、毒"，因而总结出论治的五大常用法则，即"调结构、通经络、补气血、理脏腑、止痹痛"。这些理念的形成显然是卢敏教授在长期骨伤科疾病防治中探索局部与整体、传承与创新、临床与科研、医家与患者、中医理论与西医理论，乃至专家与集体等多方面相结合及融通的结果。无疑是具有普遍意义的，在推进中医骨伤学科发展历程中，筚路蓝缕，几近完美演绎，可誉可贺。

  《素问·宣明五气》曰："心主脉，肺主皮，肝主筋，脾主肉，肾主骨，是谓五主。"说明五体与五脏息息相关，我们主张慢性筋骨病应从整体论治，往往症在体表筋骨而其病在体内气血脏腑三焦。卢敏教授总结的五大治则正是提纲挈领之举，中的之矢也。国家号召我们要"传承精华，守正创新"，推动中医药事业可持续发展，卢敏教授的新作可谓在传统的继承基础上开拓了一种新的范式，值得骨伤科同道借鉴、推广。祝愿作者在新的征程不断取得新成就，为我国中医骨伤事业创新性发展和创造性转化做出新贡献。

  斯以为序。

于上海中医药大学

前　言

本书从卢敏教授的学术思想总结、传承与发展、临床典型医案、科学研究、科普、人文关怀等诸多方面入手，充分反映了卢敏教授从事骨伤科专业四十余年的艰辛历程。该书从编写构思，到初稿、修稿，再到最后定稿，卢敏教授全程参与、逐一把关，笔者赧颜，向老专家的治学精神致敬。卢敏教授临证、教学、科研有以下三大特色。

第一，执着坚守，湖湘特色。湖南人自古以来就是"吃得苦，耐得烦，霸得蛮"。卢敏教授坚守中医骨伤四十余载，这几个特点在他身上都有体现。卢敏教授的微信名为"骨往筋来"，同样彰显了他对中医骨伤科学的热爱。卢敏教授深受革命家庭的精神鼓舞，努力读书，踏实做事，专攻专业技术，为国家建设贡献属于自己的力量。行医四十余年，他始终严格要求自己，博览群书，勤求古训。在临床过程中，他非常注重病证相结合，突出调节整体，顺应自然，时常强调辨病需先辨证的重要性。卢敏教授常说："患者找我看病，就是对我最大的信任，为患者治好病，就是对我最大的奖赏。"他用心服务患者，做到危重病、疑难病随时会诊，随叫随到。走进病房，他记得每一位患者的病情，说得出每一位患者的治疗方案。此般赤诚医者仁心，温暖了每一位患者，更温暖了杏林。

第二，中西并用，传承创新。卢敏教授长于中西并重，融会贯通。他不仅拥有坚实的中医理论基础，提倡采用手法复位、小夹板固定等内外兼治理念治疗各种创伤骨折；同时，善于运用"筋骨并重、骨正筋柔"理论防治各类慢性筋骨疾病。他依据多年临床用药经验所研发的多种自制中成药，如加味独活寄生合剂、伤速康贴膏、续筋接骨液、桃红四物汤经验方药等，均疗效明显、简便廉验，深受患者欢迎。他还深入研究现代医学知识，洞悉国内外骨科学术发展动态；具有丰富的骨伤科临床经验，结合社会学、心理学及哲学思想，有很高的疾病诊治辨析能力，运用中医、西医和中西医结合的方法精准诊断、处理与治疗骨伤科急症、危症和疑难杂病，并开展 3D 打印技术及组织工程技术在骨科临床运用等一系列新技术。

第三，德才并重，薪火相传。在三尺讲台上，卢敏教授认真执行党的教育路线、方针、政策，坚持为党育人，为祖国培养需要的人才，教导弟子们对待中华民族优秀传统文化项目要自觉、自信、自为，要志存高远、百折不挠，更要以继承创新中医药事业为己任，为中国梦、中医梦做出我们这一代人的贡献。他精心培养了一支技术精湛、思想过硬的人才队伍，坚持"德才并重，能力均衡，重点培养"的培养方针，注重打造团队意识，重视专人专项技术培养，凸显个人特长训练。卢敏教授先后培养了博士后、博士研究生、硕士研究生及师带徒近百名，为全国、全世界中医骨伤科事业输送了一批批优秀人才。同时，多次被评为湖南中医药大学"研究生导师立德树人建设先进个人"。真正做到薪火相传，甘为人梯。

非常荣幸获得国医大师施杞教授的亲笔题序，再次向老一辈专家致敬；同时感谢湖南省中医药管理局、湖南中医药大学第一附属医院、湖南省神农人才工程及全国名老中医药专家传承工作室项目的支持。

邝高艳　龚志贤　严　可　王林华

目　录

第1章 医家小传

一、根红苗正，严父慈母

卢敏教授于 1962 年出生在一个红色革命家庭，父亲是一名 1942 年参加八路军的老党员，母亲是一名 1950 年入党积极投身社会主义的建设者。卢敏教授从小受红色家风熏陶，将尊老爱幼、重礼谦让、勤俭持家、诚实守信、见义勇为、爱岗敬业等长期革命战争与建设时期形成的宝贵精神财富跨越时空，深深镌刻在脑海中，也体现在日后的点滴言行中。

父母通过言传身教向卢敏教授弘扬伟大的民族精神，并一直教导他要有自强不息的精神动力，永远朝气蓬勃迈向未来。卢敏教授深受革命家庭的精神鼓舞，努力读书，踏实做事，专攻专业技术，为国家建设贡献属于自己的力量。父母根红为基、正派为人的形象，成为鼓舞和激励卢敏教授在学习、生活、工作中攻坚克难、无私奉献的强大精神榜样，指引着他的前行之路！

二、杏林成长，刻苦钻研

1979 年，17 岁的卢敏教授考入湖南中医学院，即如今的湖南中医药大学，进入中医医疗专业本科班学习。求学期间，他崇尚仲景之学，对华佗、孙思邈、李时珍、葛洪等古代医学名家崇佩万分，也对妙手回春、杏林春暖、橘井泉香等医学故事兴趣浓厚。他内心怀揣着对岐黄之术的拳拳向往，醉心于杏林之学，不仅熟读四大经典，还深刻参悟衷中贯西精神的重要性，系统学习了《中医基础理论》《中医诊断学》《中药学》《方剂学》《中医骨伤科学》《人体解剖学》《病理生理学》等中西医教材。课堂上的卢敏教授认真听讲每门课程，对于新知识的学习，他主张现学现用现拓展，不仅于课后积极查阅相关资料，夯实基础，还更加注重应用能力。他不仅重视学业，同时还积极参与学院的各项学术活动。在生活中，他重视德智体全面发展，担任了学校首届学生会体育部长，组织开展各项体育活动，还擅长篮球运动，担任了湖南中医学院篮球队队长，荣获湖南省高校篮球比赛冠军。

三、定位骨伤，精勤不倦

1984年，卢敏教授以优异的成绩从大学毕业，被顺利分配到湖南中医药大学第一附属医院从事临床工作，在各临床科室轮转期间，肝病科、呼吸科、外科、骨伤科等众多科室主任均争相挽留卢敏教授以继承其衣钵，但他从自身出发，考虑到自己动手能力强、更喜欢临床操作的特点，最终选定了骨伤科为自己的专业方向，而卢敏教授的微信名"骨往筋来"更是彰显了他对中医骨伤科学的热爱。行医40多年，他始终严格要求自己，博览群书，勤求古训，他非常注重病证结合，时常强调辨病先辨证的重要性。骨折、筋伤、骨病皆有证，辨证才能识病，一者中医辨病与辨证相结合，二者中医辨证与西医辨病相结合，三者整体辨证与局部辨证相结合。如此三者协同方能全面了解疾病的具体病位、病因、病理与转归，如膝骨关节炎患者整体辨证属虚，而局部红肿疼痛属实，在用药中整体与局部均需兼顾。

四、医德高尚，救死扶伤

《备急千金要方·论大医精诚》有云："凡大医治病，必当安神定志，无欲无求，先发大慈恻隐之心，誓愿普救含灵之苦……如此可为苍生大医。"卢敏教授在从医的40多年中始终以此来勉励自己，在工作中坚持以患者为中心，忧患者之所忧，他非常重视人文关怀，把关心、安慰、帮助患者放在第一位，尽全力提高临床诊疗效果，促进疾病康复。他始终坚持参与查房、手术，重视门诊临床一线工作，着力培养年轻医生使他们学有所长、术有所专，并且经常告诫周围人，细节源于态度、细节决定成败。他始终坚持新患者早查房、准查房、及查房，不仅认真详细询问病史、阅片及查体，还重视了解患者家庭生活情况，从身体和心理上对患者进行全面了解、安抚与救治。对于经济困难的患者，他根据情况减免一定费用，减轻患者心理负担，以利于患者康复。对于每一位术后患者，他要求管床医生必须做到多查看、勤观察，时刻了解病情变化。

他常常教导弟子们：患者走进医院，就是将生命托付于我们，对我们寄予希望，我们要学会换位思考，把患者当亲人，这样我们才能彻底想患者之所想，急患者之所急，从病情和生活等方面给患者带来信心和温暖。科室众多年轻医生和弟子们都深受卢敏教授"细节决定成败""视患者如亲人"格言的影响，而这两句格言也早已成了科室里每一位医生的座右铭。

五、关怀患者，医者仁心

涟源花季少女肖盼因先天成骨不全致双腿严重畸形，无法走路，家中一贫如洗，求医无门。湖南中医药大学第一附属医院骨伤科团队雪中送炭，对她伸出了援助之手，卢敏教授牵头积极为其募集爱心善款，呼吁社会广泛关注，并亲自上台主刀手术，在他的帮助下，前后募集救助资金几万元。2021年的夏天格外温暖，奋斗6年的骨伤科团队同肖盼一起收获了丰收的果实，6年共历经9次手术，她终于能自由行走在蓝天下。卢敏教授带领的骨伤科团队还给了肖盼一个完整的人生，这一事迹也感动了所有的湖南人民。肖盼虽然身体有缺陷，但她拥有坚强的意志，她通过多年的努力学习，终于在2021年以优异的成绩考入了湖南科技大学，开启了崭新的人生旅程。卢敏教授常说："患者找我看病，就是对我最大的信任，为患者治好病，就是对我最大的奖赏。"他用心服务患者，做到危重病、疑难病随时会诊，患者随叫随到，走进病房，他记得每一位患者的病情，说得出每一位患者的治疗方案。此般赤诚医者仁心，温暖了每一位患者，更温暖了人间。

六、言传身教，关爱学生

三尺讲台上的卢敏教授认真执行党的教育路线、方针、政策，坚持为党育人，为祖国培养需要的人才，教导弟子们对中华民族优秀传统文化项目要自觉、自信、自为，要志存高远，忍辱负重，百折不挠，更要以继承创新中医药事业为己任，为中国梦、中医梦作出我们这一代人的贡献。卢敏教授会从繁忙的工作中抽出时间承担本科生的教学任务，组织教研室开展教学讨论听课，举办青年教学竞赛，增加全科人员教学的积极性，不断提高教学质量；同时坚持落实科室阅片会、晨读会，每一例新入院患者的检查资料都由实习生、研究生汇报病例，现场描述影像资料进行初步诊断、鉴别诊断并提出相应的治疗思路，督促实习学生理论联系实际，多方位培养学生独立思考的能力。卢敏教授先后培养了博士研究生、博士后、师带徒及硕士研究生 70 余名，为全国、全世界中医骨伤科事业输送了一批批优秀人才。他指导的多名硕士、博士研究生获国家级研究生奖学金，发表了多篇 SCI、SCSD 等高质量的论文，指导的多名学生获湖南省研究生创新课题，多名研究生获湖南省普通高校优秀毕业生，1 名博士研究生的论文荣获湖南省优秀博士毕业论文，指导的学生多次参加全国的学术会议，并获得学术论文奖。卢敏教授先后两次被评为湖南中医药大学"研究生导师立德树人建设先进个人"。作为无党派人士、湖南省党外知识分子联谊会常务理事、湖南中医药大学党外知识分子联谊会副会长，他深知作为一名高校教师，只有热爱党的教育事业，不断学习才能在思想上与时俱进，在业务上强人一筹，才能成为一名优秀的人民教师。他在多年的工作中，认真学习马克思列宁主义、毛泽东思想、邓小平理论、"三个代表"重要思想、科学发展观及习近平新时代中国特色社会主义理论，在大是大非面前立场坚定、旗帜鲜明，与党中央时刻保持高度一致，忠于党的教育事业，并运用学到的政治理论指导自己的工作实践。

七、无私奉献，基层帮扶

卢敏教授深入广大基层中医院，前往授课，指导查房，为基层同道传经送宝，提高基层医院诊疗水平，造福广大基层百姓。他精心培育了一支技术精湛、思想过硬的人才队伍，坚持"德才并重，能力均衡，重点培养"的培养方针，注重打造团队意识，重视专人专项技术培养，凸显个人特长训练，如椎间孔镜、关节镜、手显微、肢体矫形等新技术。他格外重视技术发展与培养，并广泛运用于临床，积极响应国家分级诊疗和医院"湘中医"医疗联盟发展政策，于 2015 年成立湘中医医疗联盟骨伤疼痛专业联盟，联盟涵盖全省 70 余家县级中医院及部分综合性医院，辐射全省 14 市 88 县 7000 万人口，使远在湘西、怀化、永州等偏远地区的基层患者都可以通过"湘中医"医疗联盟绿色通道直接转到湖南中医药大学第一附属医院就诊。他充分依托现有国家重点专科、湖南省中西医结合骨伤科主任委员单位、湘中医医疗联盟骨伤疼痛专业联盟盟主单位的优势，积极开展学术交流，分享新技术、新方法，开展基层帮扶。湖南省 2018 年度贫困县中医药骨伤特色项目是我省中医界的首次专科建设扶植项目，由湖南省财政厅专项拨款 1600 万元用于支持省内贫困县的县级中医医院中医药特色骨伤专科能力建设。该项目建设周期为 2 年，由省中医药管理局牵头，湖南中医药大学第一附属医院作为项目的牵头指导单位，在 2 年时间内通过培养基层中医药骨伤专科人才，推广骨伤治疗特色技术，引进骨伤救治、康复和护理设备，创建远程会诊平台及科研学术数据库等措施，加强我省贫困县的县级中医医院中医药特色骨伤专科建设，提升全省基层骨伤诊疗服务能力和水平，发挥中医药在健康扶贫中的独特作用。

八、中西并用，传承创新

卢敏教授长于中西并重，融会贯通。他拥有坚实的中医理论基础，提倡采用手法复位、小夹板固定等内外兼治理念治疗各种创伤骨折，同时善于运用"筋骨并重"理论防治各类慢性筋骨疾病。他依据多年临床用药经验研发的多种自制中成药，如加味独活寄生合剂、伤速康贴膏、续筋接骨液、桃红四物汤经验方药、血竭止痛膏等，均疗效明显，简便廉验，深受患者欢迎。他还深入研究现代医学知识，洞悉国内外骨科学术发展动态，具有丰富的骨伤科临床经验，结合社会学、心理学及哲学思想，有很高的疾病诊治辨析能力，运用中医、西医和中西医结合的方法精准诊断、处理与治疗骨伤科急症、危症和疑难杂病，并开展 3D 打印技术及组织工程技术在骨科临床运用等一系列新技术。他是我省中医医院首批关节置换术专家，对筋伤杂症及小儿伤科的辨证用药有深入研究，对滑膜炎、颈肩腰腿痛及神经损伤的辨证论治有独到经验，在湖南乃至全国中医医院骨伤科学领域具有较大的学术影响。人至中年他仍非常关注本专业前沿发展情况，将最新研究思路积极同学生分享，定期召开团队学习会议，共同探讨学术知识，积极为众多弟子创建一个高质开阔的平台，并在此平台上得到更长远的发展。

九、临床科研，协同共进

卢敏教授作为湖南中医药大学第一附属医院（以下简称为我院）骨伤科的学术带头人，他坚持"学科带动专科、临床与科研并进、教学与教改同步、品牌与服务共赢"理念，推进医教研工作相互促进协调发展，引领科室整体向高水平研究型科室迈进。他利用国家中医药管理局重点专科平台，通过组织及参与行业标准制订，从而加强国内外学术交流和合作，将本专科建设成为中医药和中西医结合防治骨伤科退行性疾病的高级人才培养基地和国内外学术交流中心；积极参与"十一五"国家科技支撑计划"中医治疗常见病研究"、腰椎间盘突出症（腰痛）诊疗方案的规范诊疗体系研究；参与中国中医药循证医学中心建设工作，承担"腰椎间盘突出症中医方案疗效与循证评价研究"。我院骨伤科于 2020 年被认定为国家骨科与运动康复临床医学研究中心核心成员单位（全国中医医院唯一入选单位）。我院骨伤科从"十一五"国家重点专科建设开始制订优势病种的诊疗方案，优势病种有膝骨关节炎、腰椎间盘突出症、颈椎病、桡骨远端骨折等，在临床实践中不断优化与完善，包括诊断依据、治疗思路、辨证论治及中医特色治疗等，逐步实现中医诊疗规范化，在临床中广泛应用，并取得较好的疗效。其中我院骨伤科为湖南省膝痹病临床路径牵头单位，以膝骨关节炎为临床重点研究病种，年诊治膝骨关节炎住院患者 3 万余人，中医药使用率达 98%，还作为国家临床药物研究试验机构，开展膝关节疾病相关新药研发及上市后再评价试验 30 余种。

卢敏教授尤其重视教学、科研及学术交流的协同发展，不仅担任中国老年医学学会《中国人骨质疏松症诊断标准专家共识（第三稿·2014版）》专家组副组长，2015 年还受聘担任全国中医药行业高等教育"十三五"规划教材《中医骨伤科学》副主编，2019 年受聘担任全国中医药高等教育中医骨伤科学专业院校规划教材《中医骨伤康复学》主编。

他还狠抓科研团队建设，带领青年教师申报科研课题。截至目前，他先后主持参与国家自然科学基金、国家重点研发项目、国家科技支撑计划、湖南省自然科学基金等课题 20 余项；负责湖南中医药大学中医骨伤研究生创新基地，发表学术论文 100 余篇；获国家实用新型专利 2 项，出版专著 5 部，在湖南乃至全国中医骨伤科学领域有较大的学术影响。

卢敏教授主编《国医名师骨伤科诊治绝技》《中医骨伤康复学》《中医骨伤科学》《中医正骨学》等多部教材及专著；参与制订《中成药治疗骨质疏松症的临床应用指南（2021 年）》《中医药防治原发性骨质疏松症专家共识（2020）》《新型冠状病毒肺炎防控期间中医骨伤科门急诊（非湖北地区）临床诊疗工作专家共识》《膝骨关节炎中医诊疗指南（2020 年版）》《中成药治疗膝骨关节炎临床应用指南（2020 年）》等多部中医骨伤行业临床指南及共识。

十、患者信赖，实至名归

卢敏教授说，患者的信任也是一种幸福，能够给患者治好病正是医生的职责，家属一个满意的眼神，一个会心的微笑就是对他最高的奖赏。一面面锦旗、一块块牌匾、不断扩大的患者群，就是对他医德、医术最好的肯定。

卢敏教授在 40 多年的教学和临床医疗工作中，时刻要求自己勤恳、兢业、热爱学生、团结同志、救死扶伤，在平凡的岗位上做出了不平凡的业绩，深受学生、家长、患者、同事、领导的好评。他带领的湖南中医药大学第一附属医院四肢关节团队一直致力于研究突破各种疑难复杂关节疾病的治疗，对高龄患者人工关节置换术具有丰富经验。当百岁老人摔倒后出现股骨颈骨折，他直面百岁高龄人工关节置换的各种高风险，带领团队攻克难关，给予了百岁老人有效的治疗及康复。他重视对患者手术期的管理，采取一系列优化措施，减少手术患者生理及心理的创伤应激，不断提高医疗服务质量，为广大患者解除病痛。

十一、硕果累累，载誉颇丰

卢敏教授从医以来获奖无数，但他一直强调患者的口碑才是他最大的荣誉。卢敏教授为中医骨伤科一级主任医师、二级教授，湖南中医药大学博士生导师、博士后合作导师；第六批全国老中医药专家学术经验继承工作指导老师，全国名老中医药专家传承工作室建设项目专家；湖南省首批"十四五"中医药领军人才、神农学者；湖南中医药大学中医骨伤科学科带头人，创立了中医骨伤科研究生创新基地；国家中医药管理局重点专科湖南中医药大学第一附属医院骨伤科学术带头人；湖南省中医药和中西医结合学会第八届骨科专业委员会名誉主任委员。

（一）科技成果

卢敏教授主持项目"伤速康涂膜液治疗急性软组织损伤的临床与实验研究"获2011年湖南省中医药科技奖二等奖（排名第一）。

"金英胶囊创制的关键技术及产业化"获2015年湖南省科学技术进步奖三等奖（排名第二）。

"特色中药藤黄健骨片的现代研究及其产业化"获2019年湖南省科学技术进步奖二等奖（排名第一）。

主持项目"'虚、瘀、毒'理论指导下加味独活合剂治疗膝骨关节炎的临床及机制研究"获2021年湖南省中医药科技奖二等奖（排名第一）。

"虚瘀毒理论下内外兼治干预膝骨关节炎的创新体系和临床应用推广"获第十八届湖南医学科技奖三等奖（排名第一）。

"虚瘀毒理论指导下膝骨关节炎防治体系构建及临床应用推广"获2023年湖南省中医药科技奖一等奖（排名第一）。

主持项目"虚瘀毒理论下内外兼治干预膝骨关节炎的创新体系和临床应用"获2022年中国中医药研究促进会科学技术进步奖二等奖（排名第一）。

（二）载誉颇丰

2019年获评全国"敬佑生命·荣耀医者"专科精英奖。2019年湖南中医药大学第一附属医院"十大工匠"、湖南省中医药和中西医结合学会先进个人，获评湖南中医药大学首批"研究生导师立德树人建设先进个人"，并于2021年再次获评。

2021年荣获中国药学发展奖康辰骨质疏松医药研究奖"学科成就奖"。

入选"2017年第六批全国老中医药专家学术经验继承工作指导老师""2021年湖南省名老中医药专家传承工作室建设项目""2022年全国名老中医药专家传承工作室建设项目""2022年湖南省'十四五'第一批中医药领军人才"。

第2章　学术思想

卢敏教授已在临床、教学及科研一线默默耕耘四十余载，积累了丰富的临床实践经验，形成了成熟的学术思想。其在诊疗过程中始终坚持局部与整体结合、中医理论与现代医学理论结合、医患结合、临床与科研结合、传承与创新结合、个人专长与科室发展结合的思维模式。经过四十余载的沉淀，卢敏教授对慢性筋骨疾病、骨与软组织急性创伤、小儿伤科的辨证论治有独到经验，逐步形成了"调和整体，顺应筋骨"的骨伤学术思想，主要包含：慢性筋骨疾病"虚、瘀、毒"致病理论；骨伤疾病六治法（调结构、通经络、补气血、理脏腑、止痹痛、重科普）；骨伤临床"六结合"经验。

一、慢性筋骨疾病"虚、瘀、毒"致病理论

慢性筋骨疾病是中老年人常见病，主要是由于人体自然退变，或因创伤、劳损、感受外邪、代谢障碍等因素，加速其退变造成骨与关节、骨骼肌、脊柱等部位筋骨动静力平衡失调，出现全身和局部的疼痛、肿胀、麻木、肌肉萎缩、活动受限等症状或体征的综合征，包括骨质疏松症、骨关节炎、腰椎退行性改变、跟痛症等。中医学称之为"痹证""骨痹""痿证"等。随着我国社会人口老龄化及慢性劳损的增加，骨伤疾病谱发生了明显的变化，从"外伤性"向"慢性、退变性"方向发展，慢性筋骨疾病已成为影响中老年人群健康及生活质量的重要因素，与之相关的医疗问题及医疗费用急剧增加，使得有效的治疗与预防慢性筋骨疾病成为重大的公共卫生问题。

中医药在治疗慢性筋骨疾病方面历史悠久，积累了丰富的经验，"简、便、验、廉"一直是中医药的优势与特色，随着疾病谱的变化，中医药仍然能够广泛而有效地运用于骨关节疾病的防治。卢敏教授从20世纪90年代开展的中医药防治慢性筋骨疾病的临床及实验研究，形成了独特

的学术思想。

（一）慢性筋骨疾病虚、瘀、毒致病的临床表现

慢性劳损性疾病临床上有虚可辨，有瘀可辨，有毒可辨，亦有虚、瘀、毒三种病机特点杂合出现。临床常见症状有腰膝酸软、屈伸活动受限、怕冷、口干、舌淡苔白、脉沉细等本虚的表现；也可见局部胀痛或刺痛，痛处固定，久行后疼痛加重，活动后痛减，舌质暗淡，脉沉涩等瘀血痹阻的表现；亦可见局部红肿热痛、肿胀，舌质红苔黄，脉弦紧等热毒的表现；此外，还有阴雨天加重，关节不可屈伸，行走不利，下肢沉重，形寒肢冷，得热痛减，遇寒痛增等外邪侵袭的表现。故在临床诊治时需辨别虚、瘀、毒的病因及相互关系，明确虚、瘀、毒偏颇与否，从而给予对应治法。同时，从虚、瘀、毒论治慢性劳损性疾病体现了中医治病求本，标本兼顾的原则；前期研究表明从虚、瘀、毒论治具有较好的临床疗效，可明显改善患者症状，提高功能评分，减少关节液中炎性因子的表达。因此，虚、瘀、毒理论对慢性劳损性疾病临床选方用药具有指导意义。

（二）虚、瘀、毒病机科学内涵

中医药对慢性筋骨疾病的治疗积累了丰富的经验。有学者提出针对慢性筋骨疾病建立多学科协作诊疗模式，以及强化健康管理，未病先防、既病防变。施杞等认为慢性筋骨疾病应注重将病变的靶点、围靶点和整体证候特点相结合。这些思路充分彰显了中医骨伤科学的学术特色。目前中医药防治慢性筋骨疾病研究主要集中在中药复方、中药单体、针灸等单个中医治疗方法治疗某种疾病，或者某种疾病的某个证型的研究，对骨关节炎、骨质疏松症、腰椎退行性变的研究比较多，但将几种疾病进行联合研究比较少。因此，系统地研究慢性筋骨疾病具有重要的意义。

正常状态下，肢体的运动有赖于筋骨结构的正常，功能的协调柔顺，气血的充足；随着年龄的增长肝肾逐渐亏损，气血流通不畅，筋骨退变出现协调失衡，从而出现全身和局部的疼痛、肿胀、活动受限等症状。慢性骨关节疾病中"虚"指人体阴阳、气血、津液精髓等正气亏虚，主要与脾、肝、肾相关。随着年龄的增长，机体脏腑功能逐渐衰退，气血

津液的生成减少，气血运行无力，关节局部失于濡养，从而产生血瘀的病理状态，"因虚致瘀"。瘀，既包括血液瘀滞时不同的病理状态，也包括血液停积而形成的病理产物。因跌打损伤，或长期慢性劳伤，血溢脉外便为瘀，留于筋骨关节，经络阻塞，骨骼肌肉失于濡养，而使关节疼痛，即外伤致瘀、致痹。若脏腑功能失调，津液代谢异常，痰湿内聚，致使气血凝涩不行，可见膝关节局部肿胀，关节积液，因痰致瘀，痰瘀互结。毒邪包括外来邪气和内生毒邪气。外毒即外来之风、寒、湿等邪气，侵袭膝关节骨骼筋脉，故膝骨关节炎患者常膝关节肿痛，遇寒痛增，下肢沉重，阴雨天加重，形寒肢冷。内毒因脾、肝、肾气虚损等内在因素，气血化生不足，运行不畅，复外感风寒湿邪等外毒，邪毒外袭，瘀血内阻，内外之邪毒，互结而为痹。因关节局部筋脉骨骼失于濡养，瘀血内阻，局部微循环失衡，患者炎性因子等代谢产物多呈上升表达。外邪侵袭关节骨骼筋脉，遇寒痛增，下肢沉重，阴雨天加重，形寒肢冷。内毒有别于外毒而言，系因脏腑虚损，气血化生不足，运行不畅，血瘀久而成毒。"因虚致痹""因瘀致痹"和"因毒致痹"，共同组成了慢性骨关节疾病的"虚、瘀、毒"病机内容，成为临床上从"虚、瘀、毒"论治的理论基础。"虚、瘀、毒"这 3 种病机不是孤立存在的，而是相互紧密结合，本虚而标实。疾病早期以气滞血瘀实证为多见，中晚期变化也是由实证转为虚实夹杂证的过程，随着年龄的增大，关节解剖结构畸形加重，人体常表现为虚、瘀、毒之虚实兼夹的病机特点，尤以虚证表现较为突出，从而导致虚、瘀、毒三邪互结之痹证。

（三）基于虚、瘀、毒理论防治慢性筋骨疾病的思路与方法

如何有效地治疗与预防慢性筋骨疾病成为重大的公共卫生学问题，课题组紧密围绕中医骨伤科中慢性筋骨疾病特点，根据其相似的病因病机，提出虚、瘀、毒是筋骨退变共同的病机特点，采用"补虚、祛瘀、解毒、止痹痛"的治疗方法，并由此形成了"补肾活血，祛痹止痛防治慢性筋骨疾病"学术观点。

加味独活寄生合剂以《备急千金要方》中的经典治痹名方独活寄生汤为基础加味而来，为湖南中医药大学第一附属医院院内制剂，临床治

疗关节疾病疗效显著，广泛地应用于骨关节炎、骨质疏松症、腰椎间盘突出症等慢性筋骨疾病，彰显了中医异病同治的独特之处。

在中西医结合综合防治思路指导下，采用中药、中成药、正骨理筋手法、针灸、推拿、导引、冲击波治疗、臭氧治疗、小针刀、手术等多种手段，从慢性筋骨疾病局部用药和全身整体出发，是防治慢性筋骨疾病的有效方法（图 2-1）。

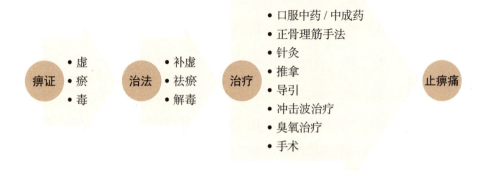

图 2-1　基于虚、瘀、毒理论构建中西医结合防治慢性筋骨疾病体系

（四）卢氏骨伤理论在膝骨关节炎中的具体应用和用药经验总结

❖ **膝骨关节炎（膝痹病）**

1. "虚、瘀、毒"病机下的膝痹病　膝骨关节炎（knee osteoarthritis, KOA）是临床上常见病、多发病，其特征为关节软骨磨损，骨赘形成和滑膜炎症。目前 KOA 的具体发病机制仍未完全阐明，对其的治疗主要是缓解疼痛，改善或恢复关节功能，延缓关节退变。KOA 属于中医"痹证"范畴，中医药以整体观念和辨证论治为特色，治疗本病方法多种多样，如中药内服、外用，以及针灸、推拿、针刀、理疗等多种疗法，具有较好的疗效，可改善患者症状，延缓病情发展。然而，关于 KOA 的中医病机研究仍缺乏规范、结合的辨证分型名称，有学者对我国不同地区 KOA 患者中医证型进行研究，发现不同地区 KOA 患者中医证型特点亦存在不同。同时，因中医术语的多样性，相关证型命名存在差异，给临床诊治本病带来不小的困难，临床上应用中医药治疗本病方法不尽相同，各有

侧重,疗效亦参差不齐。

因此,对 KOA 中医证候分型进行规范化研究、总结其中医病机特点,可更好地应用中医药诊治本病,造福广大患者。卢敏教授结合 KOA 发病特点,认为"虚、瘀、毒"能较全面地反映 KOA 的中医病机特点,充实其病机理论,同时基于该病机理论,应用中医药临床治疗本病,取得较好疗效。

2. KOA 病机研究进展 KOA 临床主要表现为膝关节疼痛、肿胀、活动受限,有时可出现关节响声,严重时关节畸形(膝内翻或外翻,关节骨缘增大)。关于 KOA 的病因尚不明确,但普遍认为本病发生与年龄、肥胖、炎症、创伤及遗传等因素相关。随着 KOA 的发病上升,学者们开展相关研究,拟阐明本病发病机制。

然而,关于 KOA 的具体发病机制,仍未完全明了,一般认为与基因、细胞因子、基质金属蛋白酶、免疫因素、软骨细胞凋亡等密切相关,是各种生物力学因素破坏软骨细胞、细胞外基质和软骨下骨正常耦联,最终导致膝关节退变,发展为 KOA。随着研究的深入,基于信号通路在膝骨关节炎发病中的作用机制成为研究热点。目前研究比较热门的有 Notch 信号通路、分泌型糖蛋白(Wnt)信号通路、Toll 样受体(TLR)4 信号通路等,研究表明这些信号通路与软骨细胞的增殖和凋亡、细胞外基质的合成和降解及软骨细胞的合成和代谢有关。然而,KOA 的发生、发展过程非常复杂,涉及多条信号通路,并且各条通路间还会相互影响,尚不能明确哪个信号通路占主导地位。

3. KOA"虚、瘀、毒"病机特点 中医古籍中没有关于 KOA 的记载,但结合本病的发病特点可归属于"膝痹病"范畴。根据相关临床报道,采用中医药早中期干预 KOA 具有较好的疗效,可有效改善 KOA 症状,延缓病情发展。与现代医学对 KOA 的发病机制尚未阐明类似,中医学者对本病的中医病因病机也存在不同的侧重点。依据有关 KOA 的中医病因病机研究,并结合临床治疗经验,认为在 KOA 的发生发展中,存在虚、瘀、毒的病机特点。

(1) 虚:泛指人体阴阳、气血、津液精髓等亏虚。《灵枢·营卫生会》记载:"老者之气血衰,其肌肉枯,气道涩,五脏之气相搏。"提示人体随着年龄的增长，气血变得衰少，肌肉干枯，气血运行的道路堵塞，导致气血运行不畅，五脏六腑功能失调。KOA 为慢性退行性疾病，与年龄、肥胖和过度运动等因素相关。因五脏六腑功能衰退，气血津液生成、运行均受到影响，膝关节筋脉骨骼不能得到濡养，从而出现关节局部肿痛，屈伸不利，且随着年龄的增长，关节炎症状逐渐加重，后期出现肌肉萎缩、关节畸形等临床表现。结合 KOA 的退变特点，其虚的病机应与脾、肝、肾等脏腑虚损密切相关，"因虚致痹"。脾主运化，在体合肉，主四肢。《素问·玉机真脏论》中提到"脾为孤脏，中央土以灌四傍"。脾脏运化水谷精微，上输于肺，贯注于心脉，输布全身，营养五脏六腑，四肢百骸，筋骨皮毛，则筋骨强健，肌肉壮实，关节滑利。同时，脾脏充养肾精，故称"脾为后天之本"。若脾脏虚弱，则运化水谷精微的功能减退，膝关节不能得到充分的濡养，局部肌肉不充，筋骨不坚，发为本病。

肝主筋，主藏血。《素问·五脏生成》记载："肝之合筋也，其荣爪也。"《素问·痿论》记载："肝主身之筋膜。"筋，即筋膜、肌腱之类，为联结关节、肌肉的一种组织。同时，膝为筋之府，肝血充盈，则筋得所养，柔韧而劲强，膝关节滑利，运动才能有灵活力。若肝血亏少，则膝部筋膜失养，筋力不健，屈伸不利，甚至萎废不用等。因此，《素问·脉要精微论》记载："膝者，筋之府，屈伸不能，行则偻附，筋将惫矣。"（图 2-2）

"肾为先天之本，主骨生髓"，肾气充盈，髓海得养，骨骼强壮。随着年龄的增长，人体肾之精气衰退，则髓海失养，髓不生骨，髓枯骨痿。《素问·上古天真论》中提到了人体生长发育至衰老的过程，女子"四七筋骨坚，发长极，身体盛壮"，男子则"三八肾气平均，筋骨劲强"。之后女子"六七三阳脉衰于上"，男子"五八肾气衰，发堕齿槁"，可见，肾与 KOA 的发病密切相关。

脾主运化水谷精微，肝主藏血，肾主藏精，共同濡养膝关节骨骼、筋脉。若脾、肝、肾虚损，不能正常濡养膝关节，则产生疼痛，还会导致功能活动受损，即"因虚致痹"。有学者在审视 KOA 的病变特点及脏腑病机特点后，探讨 KOA 与肾肝脾相关理论，并提出治疗 KOA 采用补肾柔肝健脾的治疗原则，为 KOA 的防治提供新的思路。提出肝脾之

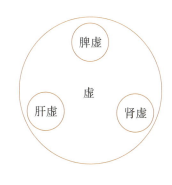

脾主运化，在体合肉，主四肢，充养肾精，可营养五脏六腑，四肢百骸，筋骨皮毛，则筋骨强健，肌肉充实，关节滑利
若脾脏虚弱，则运化水谷精微的功能减退，肌肉不充，筋骨不坚

肝主筋，主藏血，肝血充盈，则筋得所养，柔韧而劲强，运动才能有灵活力
若肝血亏少，则筋膜失养，筋力不健，屈伸不利，甚至萎废不用等

肾为先天之本，主骨生髓，肾气充盈，则髓海得养，骨骼强壮
若肾之精气衰退，则髓海失养，髓不生骨，髓枯骨痿

图 2-2　膝骨关节炎的"虚"病机内容

"脏 – 腑 – 经 – 筋 – 穴"整体观，体现了标本结合的治疗观，以及由内而外的整体观，对治疗 KOA 具有一定的临床价值。

(2) 瘀：既包括血液瘀滞时不同的病理状态，也包括血液停积而形成的病理产物。《素问·举痛论》提出"通则不痛，痛则不通"，高士宗在《素问直解·痹论》所说的"痹，闭也，血气凝涩不行也"，均指出痹证存在瘀的病机特点。王清任《医林改错》提出"痹证有瘀血"。KOA 主要症状为膝关节胀痛或刺痛，痛处固定，久行后疼痛加重，瘀的症状明显。脏腑气血亏虚，瘀血内生，因虚致瘀；或跌打损伤导致的外伤致瘀；或津液代谢受阻，痰湿内聚，因痰致瘀，共同组成 KOA 因瘀致痹的病机内容。《素问·五脏别论》曰，"五脏者，藏精气而不泻也。""六腑者，传化物而不藏。"人体五脏六腑分工协作，则"阴平阳秘，精神乃治"。然而，随着人体年龄的增长，机体脏腑功能逐渐衰退，气血津液的生成减少，致使血不荣筋骨，气血运行无力，关节局部失于濡养，从而产生血瘀的病理状态，因虚致瘀。同时，瘀血又可作为病理因素加重膝关节局部气血闭塞不通，加重脏腑衰退的进程。

跌打损伤是骨关节炎非常重要的致病因素。因跌打损伤，或长期慢性劳伤，血溢脉外便为瘀，留于筋骨关节，经络阻塞，使营卫失调，卫外不固，且瘀血不去，新血不生，骨骼肌肉失于濡养，而使关节疼痛，即外伤致瘀、致痹。故有"恶血留内，发为痹痛"之说（图2-3）。

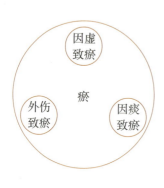

五脏六腑分工协作，则"阴平阳秘，精神乃治"。随着年龄的增长，机体脏腑功能逐渐衰退，气血津液的生成减少，气血运行无力，瘀血内生，关节局部失于濡养，从而产生血瘀的病理状态，即"因虚致瘀"

因跌打损伤，或长期慢性劳伤，血溢脉外便为瘀，留于筋骨关节，经络阻塞，骨骼肌肉失于濡养，而使关节疼痛，即外伤致瘀、致痹

膝关节滑利有赖于津液的濡养
若脏腑功能失调，津液代谢异常，痰湿内聚，致使气血凝涩不行，则可见膝关节局部常肿胀，关节积液，即"因痰致瘀"，痰瘀互结

图2-3 膝骨关节炎的"瘀"病机内容

《灵枢·五癃津液别》记载："以温肌肉，充皮肤，为其津。"膝关节滑利有赖于津液的濡养，因此，津液的正常代谢与输布可以维持膝关节功能。《灵枢·痈疽》记载："津液和调，变化而赤为血。"津液流注，浸润于关节，达到滑利关节、润泽肌肤的功能。若脏腑功能失调，津液代谢异常，痰湿内聚，气血凝涩不行，则可见膝关节局部肿胀，关节积液，因痰致瘀，痰瘀互结。

刘德玉教授认为KOA属本虚标实，肝肾亏虚为其发病的根本，瘀血阻痹为其发病的关键，治疗当以补益肝肾，活血化瘀，通络止痛为原则，从而达到标本兼治的目的。因此，有学者从骨关节炎发病学说中的骨内高压、细胞因子、氧自由基、细胞凋亡等与血瘀密切相关，阐述KOA软骨退变的病理改变，认为血瘀证主要表现为血管内皮损伤，血液流变学等指标改变，血液循环障碍和微循环障碍。进一步研究发现，活血化瘀的中药可有效扩张血管，降低血液黏稠度，从而改善骨与关节微循环，恢复组织供血，有利于软骨的修复。因此，在KOA的发病过程中，基于KOA的"瘀"病机特点鲜明，也是众多学者从瘀论治本病的理论依据。

(3) 毒：《中医基础理论》关于KOA病因的论述中尚无"毒"的论述，

但"毒"的概念古已有之。《金匮要略心典·百合狐惑阴阳毒病证治》记载："毒者，邪气蕴结不解之谓。"认为毒由邪气所生，邪胜谓之毒。《外台秘要》则提出"毒邪致痹"的观点。这与《素问·长刺节论》中"病在骨，骨重不可举，骨髓酸痛，寒气至，名曰骨痹"描述类似。故结合以上关于虚、瘀病机论述，本病所谓之毒应包括两个方面，即由外毒和内毒互结而成。外毒，即外来之风、寒、湿等邪气。外邪胜而为毒，侵袭膝关节骨骼筋脉，故 KOA 患者常膝关节肿痛，遇寒痛增，下肢沉重，阴雨天加重，形寒肢冷。故《素问·痹论》云："风寒湿三气杂至，合而为痹也，其风气胜者为行痹，寒气胜者为痛痹，湿气胜者为着痹。"内毒有别于外毒而言，系因脾、肝、肾虚损，以及血瘀久而成毒。人至中年，脾、肝、肾气虚损，为内在因素，气血化生不足，运行不畅，复感风寒湿邪等外毒，邪毒外袭，瘀血内阻，内外之邪毒，互结而为痹。在 KOA 的发病过程中，毒既是致病因素，也是病理产物。因膝关节局部筋脉骨骼失于濡养，瘀血内阻，局部微循环失衡，KOA 患者关节中炎性因子等代谢产物多呈上升表达，且与膝关节病情密切相关。研究结果表明，膝关节液中炎症因子，如白介素家族、肿瘤坏死因子 –α 及基质金属蛋白酶等，均较正常关节液中水平明显提升。最新研究发现，本病与 Wnt/β- 链蛋白等反应炎症介导的信号通路密切相关，这些异常增高表达的炎症因子参与了 KOA 的发病进程（图 2-4）。

4. 卢敏基于"骨正筋柔"对 KOA 治疗经验介绍与具体应用 骨正

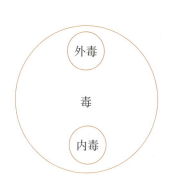

外毒，即外来之风、寒、湿等邪气。外邪胜而为毒，侵袭膝关节骨骼筋脉，故膝骨关节炎患者常膝关节肿痛，遇寒痛增，下肢沉重，阴雨天加重，形寒肢冷

因脾、肝、肾气虚损等内在因素，气血化生不足，运行不畅，复感风寒湿邪等外毒，邪毒外袭，瘀血内阻，内外之邪毒，互结而为痹
因膝关节局部筋脉骨骼失于濡养，瘀血内阻，局部微循环失衡，膝骨关节炎患者关节中炎性因子等代谢产物，多呈上升表达

图 2-4 膝骨关节炎的"毒"病机内容

筋柔是中医整体观念在骨关节疾病中的重要应用。卢敏教授是第六批全国老中医药专家学术经验继承工作指导老师，从事中西医骨伤科学临床、科研及教学等工作四十余年，认为筋骨结构是慢性筋骨疾病的共同生理病理基础，膝关节由骨关节结构（骨）和周围软组织（筋）组成，筋骨结构及功能的改变可导致骨关节炎的发生。

(1) 筋骨同治在 KOA 的认识：卢敏教授认为膝关节"骨正筋柔"是维持关节稳定的基础，膝关节周围强大的筋结构发挥了重要的代偿作用。在下肢力线出现异常时，KOA 患者步态的改变包括减慢步速、缩短跨步，以及髋关节的摆动、膝关节的外摆、踝关节外旋，并且反射性降低部分肌肉收缩力等以降低力矩。这些代偿机制能减轻膝关节负荷、缓解疼痛，但长期代偿的代价是膝关节活动度、行走能力下降。肌力下降伴随于慢性筋骨疾病始终，局部疼痛导致膝关节肌肉收缩乏力，韧带挛缩及肌肉张力不协调等，久之则产生应力性增生，受累关节面出现间隙变窄，软骨下囊性变甚至塌陷，膝关节内外翻或屈曲畸形，筋不柔则骨失其正。膝关节局部骨髓水肿、骨内代谢异常、白细胞及炎症介质升高，进一步加重血液回流受阻，致使软骨细胞死亡及软骨剥离，周围肌肉神经营养不良而萎缩，骨失其正则筋失其濡养（图 2-5）。

(2) KOA 常见症状分类：卢敏教授根据 KOA 的临床表现总结归纳主要可分为关节内和关节外的症状，关节外症状为膝关节内侧疼痛，位置固定，刺痛；膝关节外侧疼痛，位置固定，刺痛；髌韧带损伤，位置固定，刺痛；膝关节酸软无力，疲倦乏力。关节内症状为膝关节内疼痛，负重加重；上下楼梯时疼痛加重，有卡压症状，弹响；膝关

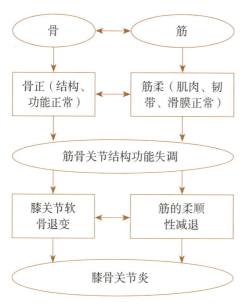

图 2-5　膝骨关节炎的生理病理（骨正筋柔基础）

节酸软无力，活动受限。

(3) KOA 常见的中医证型：目前，KOA 的分级包括关节镜下软骨损伤分级、Kellgren-Lawrence 放射学 X 线片诊断分级、软骨损伤的 MRI 分级及中医辨证分型，但尚无公认、权威的标准临床分型。膝骨关节炎的中医辨证分型众多，缺乏结合的证型标准。《中医病证诊断疗效标准》将 KOA 分为肾虚髓亏、瘀血阻滞、阳虚寒凝三类。《中药新药临床研究指导原则》将 KOA 分为肝肾不足、筋脉瘀滞，脾肾两虚，湿注骨节，肝肾亏虚、痰瘀交阻三种。《膝骨关节炎中医诊疗专家共识（2015 年版）》将 KOA 分为气滞血瘀、寒湿痹阻、肝肾亏虚和气血虚弱四型。《膝骨关节炎中西医结合诊疗指南（2018 年版）》将 KOA 分为气滞血瘀、风寒湿痹、肝肾亏虚和湿热蕴结四型。按照常见临床症状参考以上的辨证分型将膝骨关节炎分为气滞血瘀、寒湿痹阻（风寒湿痹）、肝肾亏虚、气血虚弱和湿热蕴结五个证型。

(4) 基于"骨正筋柔"理念的 KOA 临床六分型的提出：卢敏教授认为，依靠单一的中医证候分型指导临床 KOA 的治疗存在较大的局限性，要依靠现代医学理论与解剖学、影像学等技术手段，从"骨正筋柔"的生理病理基础出发，尽量做到精准的诊断分型，在此基础上优化治疗方案，取得更好的临床效果。基于 KOA"骨正筋柔"结合以上的临床常见症状及中医辨证分型，结合文献及多年的临床治疗经验，卢敏教授提出 KOA 局部筋结型、肌肉无力型、筋骨退变型、游离／卡压型、筋骨畸形型、滑膜肿胀型六分型。

(5) 基于"骨正筋柔"理念 KOA 分型与中医综合治疗的方法选择：基于以上骨正筋柔的生理病理及临床六分型方法，目前临床治疗多采用中医综合治疗方法。建议局部筋结型辨证选用中药、针灸、手法、小针刀为主，辅助采用臭氧、功能锻炼、穴位埋线等治疗方法；肌肉无力型以辨证选用中药、针灸、推拿为主，辅助采用臭氧、功能锻炼、穴位埋线等治疗方法；筋骨退变型以辨证选用中药、针灸、针刀为主，辅助采用冲击波、臭氧、功能锻炼等治疗方法；游离／卡压型以关节镜为主，辅助采用针刀、冲击波、臭氧、功能锻炼等治疗方法；筋骨畸形型以外固定支具、小针刀、全膝关节置换术、胫骨高位截骨术为主，辅助采用针刀、牵引、中药、膝关节单髁置换术等治疗方法；滑膜肿胀型，以辨证选用中药、针灸、针刀为主，辅助采用推拿、穴位贴敷、针刀、牵引等治疗方法（表2-1）。

表2-1 膝骨关节炎分型论治具体治疗方法的选择

分 型	主要症状	辅助检查	主要方法	辅助方法
局部筋结型	局部压痛，或可扪及筋结、束状拘急感等	K-L 分型：Ⅰ～Ⅲ型	中药、针灸、手法、小针刀	臭氧、功能锻炼、穴位埋线
肌肉无力型	腰膝酸软，肌肉萎缩，痿软无力，伴有畏寒等	K-L 分型：Ⅰ～Ⅱ型	中药、针灸、推拿	臭氧、功能锻炼、穴位埋线
筋骨退变型	关节疼痛，骨质稍有退变增生，压髌研磨试验（+）	K-L 分型：Ⅰ～Ⅲ型	中药、针灸、针刀	冲击波、臭氧、功能锻炼
游离卡压型	交锁、卡压、弹响、久坐、站立时诱发	K-L 分型：Ⅰ～Ⅲ型	关节镜	针刀、冲击波、臭氧、功能锻炼
筋骨畸形型	内翻、外翻畸形，骨节肥大，屈伸活动范围减少或受限	K-L 分型：Ⅲ～Ⅳ型	外固定支具、小针刀、全膝关节置换术、胫骨高位截骨术	针刀、牵引、中药、膝关节单髁置换术
滑膜肿胀型	肿胀疼痛，或伴有灼热，浮髌试验（+）	K-L 分型：0～Ⅲ型	中药、针灸、针刀	推拿、穴位贴敷、针刀、牵引

5. 基于"虚、瘀、毒"卢敏治疗膝痹病的用药经验 卢敏教授擅长运用中医药治疗慢性筋骨疾病、骨与关节损伤及骨科疑难杂症，对于KOA 的中医诊疗有一套系统的方法，其处方用药遵循法度，药少力宏，灵活多变，配伍精良，在遵循古人的治法上，结合湖湘地域特色，总结大量的临床病例，针对"虚、毒、瘀"病机。"虚"者，卢敏教授认为膝

骨关节炎作为中老年人常见疾病，中老年人成为发病的大众，年老者多气血亏虚、肝肾亏虚，一者长期气血亏虚则经脉失于濡养，筋不束骨，肝肾亏虚，肝主筋，肾主骨，肝肾与筋骨关系密切，肝肾亏虚，精血不足，则筋骨不坚，二者相合，即中医学所谓不荣则痛，且易导致"筋出槽、骨错缝"等病理改变。"毒"者，卢敏教授认为或因气血亏虚，腠理疏松，卫气不固，加之地理气候等因素影响风、寒、湿三气夹杂，从表而入，或因脏腑亏虚，痰浊内生，病理有形之邪阻滞气机，气机不通，不通则痛，卢敏教授认为外邪作为膝骨关节炎的特殊病机，将其规划为"毒"的范畴。"瘀"者，久病多瘀，瘀血不去，血不归经，筋脉长期失于濡养，则容易造成筋不柔，骨不坚，成为致病因素。根据中医病机，卢敏教授提出补益气血、调理肝肾、散寒除湿、搜风祛痰、活血通络五大治法。针对 KOA 的不同证型，在辨证的基础上，选取自己所研究的中医外治疗法，在治疗上争取内外兼调，力求恢复膝关节内外应力平衡，最终达到"骨正筋柔"的目的。

(1) 益气养血扶正气：慢性筋骨疾病，病程较长，容易耗伤气血，气血不足，血不养筋，则易滋生筋骨疾病，此作为 KOA 的内生因素，是膝关节疾病治疗的重点，对于中医辨证为气血亏虚者，卢敏教授喜用黄芪、白参、当归、白芍、川芎等药物。黄芪甘温，长于补气健脾，当归甘辛而温，既能补益气血，又能活血通络，黄芪和当归共用，乃为当归补血汤。当归补血汤取自于《内外伤辨惑论》，在此运用有大补气血之功。因黄芪能健脾，而脾胃为气血生化之源，故卢敏教授常遵循古法，重用黄芪，其理论来源于气能生血，气能行血，能使两药配伍补而不滞，生化有源。人参甘平，能大补元气，扶助正气，正气充足则人体一能祛邪外出，二能避免外邪侵袭。白芍苦酸，长于柔肝缓急止痛，卢敏教授常将川芎和当归共用，川芎乃血中气药，其性走而不守，入心，能助心行血，入肝性辛温，又能活血舒筋。三药合用，乃有四物汤之意。四物汤取自于伤科名著《仙授理伤续断秘方》，有补血和血之功效，卢敏教授临证之时常去熟地黄，因熟地黄滋腻碍胃，易阻滞气机运行，四物去熟地黄，使得方药配伍补而能行，补而不滞，和而不伤。卢敏教授在治疗法则上单独把"补气血"作为一条，可见其重视补益气血，气血调和，筋骨得养，气血充足，则外邪难犯。

（2）调补肝肾强筋骨：膝痹患者年龄偏大，年老者多肝肾亏虚，古人云年过五十，阴气自半，肝肾不足，筋骨失养，则筋骨失柔，肝肾不足是发病内在的首要原因。对于辨证为肝肾不足者，治疗上应当调补肝肾。在调理肝肾药物中，卢敏教授喜用槲寄生、牛膝、杜仲、续断等药物。槲寄生苦、甘、平，长于补肾强筋，祛风除湿，《本经逢原》有云，桑寄生为桑叶余气所化生，能祛风除湿，和调血脉。《本草求真》有云，桑寄生能补肾养血，其理论来源为肾主骨，寄生性苦，苦能入肾，肾气充足则筋强骨坚，不失荣养而成痿痹。牛膝苦、酸、平，归肝肾经，长于补肝肾，强筋骨，祛瘀通络，《滇南本草》有云，牛膝能强筋骨，疏经络，调补肝肾止腰酸，祛瘀通络止膝。《本草备要》有云，牛膝酒蒸则补益肝肾，强筋壮骨，治腰膝骨痛。杜仲味辛甘，气平，长于补中强志，益肾填精，杜仲辛平益肺，《中医基础理论》认为，肺与肾为母子关系，肺属金，肾属水，肺金生肾水，杜仲益肺能强肾，所以腰膝痛自止也，肺主气生水，所以益精气，精气益则肝能养血柔筋，肾能填筋益髓。续断苦辛，长于补肾强筋壮骨，续断疗伤，有补伤生血之效，补而不滞，行而不泄。《滇南本草》有云，续断入肝经，能补血养肝，肝血充胜，肾精充胜，筋强骨壮，其性辛，辛者能行能散也，故善走筋络，止筋骨酸痛。卢敏教授处方时常选取两味至三味，其常云：补益肝肾本质来源于肝主筋，肾主骨，通过补益肝肾，调节筋骨从而恢复关节内外应力平衡，通过矫正"伤筋"来"正骨"，最终达到中医的"骨正筋柔"。

（3）散寒除湿祛外邪：痹证外因，一者本虚，二者标实，虚为其本因，气血肝肾不足为其内因，外因者为风寒湿三邪杂合，乘虚侵袭机体，阻滞筋脉，发为痹证，对于辨证为风寒湿痹者，治疗上应散寒除湿，祛邪通络，祛风除湿药中卢敏教授喜用独活、防风、秦艽、木瓜、乌梅等药物，独活辛苦，微温，善祛风胜湿，通痹止痛。《药品化义》中有云，独活能宣通上下，善于走窜，可散肾经伏风，凡有颈僵项痛，腰腿酸疼，下肢痿软，行动不利者，均有实效，独活善于走下肢，能佐血药，活血舒筋。防风归膀胱、肝经，长于祛风胜湿，温而不燥，药性缓和，古人称之为风中润剂，《长沙药解》有云，防风有驱逐湿邪，通利关节，疏通经脉，通行经络，除痹止痛等功效。卢敏教授常将防风与独活同用，以加强祛风止痛之功效。秦艽辛、苦、平，长于祛风湿，和血舒筋，《别录》有云，秦艽能疏通经络，滑利关节，善于治疗筋骨痹痛，经脉挛急，其功效类似于防风、羌活之属。卢敏教授常将四药相伍，润燥相宜，共奏"祛风除湿，活血舒筋，通络止痹"之功效。木瓜酸、温，长于平肝舒筋，和胃化湿，善于治疗腰膝酸软，沉重疼痛，卢敏教授常与酸甘之乌梅同用，《本草求真》有云，乌梅入筋与骨则软，卢敏教授认为乌梅入经，能去除经络多余骨赘。两药相须为用，在大批的温燥药物中，有防燥烈伤津之功效。《中医基础理论》认为，木与肝气相通，而木得湿则盛，即祛湿能平木，故风自息。散寒药中，卢敏教授喜用桂枝、麻黄、细辛、白芷。桂枝辛、温，长于通阳散结，温通经络，桂枝作为《伤寒论》中常用药，在散外寒之时兼有温通之功效，对于寒邪入络者，卢敏教授常加用麻黄，麻黄能散皮里膜外之寒气，能使入里之寒气从表而解。细辛味辛、温，长于祛风散寒止痛，善于治疗寒邪入络之肌肉关节疼痛。白芷辛、温，长于散风除湿止痛，能祛皮肤游走之风。《神农本草经百种录》有云，白芷味香，故其有祛风除湿之功效，质地滑润，能和畅血脉，使其辛温耗散之时，不伐伤津液，用之无害也。淫羊藿味辛、甘、温，长于温补肾阳，祛风除湿，强壮筋骨。《中医基础理论》认为，肾为先天之本，乃一身阳气之根本，阳气充胜则能散里寒，除里湿，补益肝肾又能坚筋。卢敏教授认为，正气亏虚，肝肾不足往往是造成膝痹病之内因，而风寒湿三邪侵入机体而为痹为外因也，故在辅助正气，调补肝肾的基础上，加以祛风胜湿，散寒止痛，每获良效。

(4) 搜风祛痰理顽疾：著名医家陈伯勤提出"痹证日久，湿聚成痰，留滞关节，阻滞经络，流痰不除，经络难通"的理论，卢敏教授受其理论的影响，提出凡痹证损伤关节日久，使其结构紊乱，而致关节变形者，一般祛风除湿之药力不能及，必须使用虫类药物透骨搜风，通经络止痛，必须使用咸寒之药软坚化痰，散结消肿。痹证日久的患者易形成风痰阻络，此时卢敏教授常在处方中加入 2～3 味虫类药及祛痰药，搜风祛痰药中，地龙、全蝎、蜈蚣、牡蛎、僵蚕等药物为常用药，地龙味咸性寒，长于平肝息风，通经活络，善于祛风通络，除痹止痛，病情轻浅者常与路路通使用，两药相用能加强祛风通络的疗效。卢敏教授认为其功同山甲，蜈蚣辛温，有毒，其善于走窜经络，通内达外，为祛内风之要药；全蝎性平，有毒，长于搜剔走窜，具有祛风止痉、通络止痛之功效，两药相伍而用，搜风力胜，通络力强。僵蚕味辛、咸、平，归肝肾经，长于祛风解痉，化痰散结，尤善于祛肝风，肝风为内风之源，以其祛肝风而散内风矣，又兼有散结消肿之功效。牡蛎咸寒降涩，味咸入肾经，长于敛精止遗，精气足则筋骨坚矣，又兼有化痰散结之功效，常与僵蚕同用，以涤除关节流痰，痰瘀消散，经络自通。尽管虫类药大部分有一定的不良反应，但通过药物配伍，能减轻甚至消除其不良反应，笔者在临床中发现，虫类药物能明显改善关节肌肉疼痛及肿胀等症状。

(5) 活血化瘀止痹痛：瘀的形成来源颇多，一者气虚，气失固摄，离经之血便是瘀；二者外邪侵袭，阻滞经脉是瘀；三者内生水湿，久聚成痰亦是瘀。瘀血不去，血不归经，对于辨证为瘀血阻滞者，治疗上应当活血化瘀，卢敏教授喜用桃仁、红花、醋乳香、醋没药等药物。桃仁味苦甘，性平，长于活血化瘀，润燥滑肠，轻泄瘀结，能治瘀血诸证，桃仁的润燥泄肠之功效又能使得在里之瘀结有通路可出。卢敏教授为加强活血散结之功效，常与红花合用，红花味辛，可升可降，唯入血分，长于破血，有化瘀通络，消肿止痛之功效。《药品化义》中有云，红花，长于通行血脉，为血中气药，既能补血又能活血，能使其补血而不滞血，行血又不伤血。乳香辛苦，长于活血止痛，善于祛风伸筋，调气活血，生肌止痛。为加强祛瘀止痛之功效，常与没药相须使用，没药苦平，长于散血祛瘀，消肿定痛，是卢敏教授治疗膝关节疼痛常用的消肿止痛之药对。《本草纲目》亦云：乳香长于活血，没药长于散血，两者功效上能活血定痛，消肿生肌，故二药每每相兼而用。脏腑失调，痰瘀内生，加之外邪侵袭，常阻滞经络，经络不通，不通则痛，卢敏教授常选取其中药物，活血散瘀，瘀去则新生，血脉畅通，则痛自除。

(6) 内外兼治功效宏：卢敏教授指出膝骨关节炎是由内外多种致病因素所致。内经提出，"本虚与标实合而为病，合者，内外相招者是也，缺一不可"。因致病因素广泛，中药内服固然有其独特的疗效，但往往不能面面俱到，一击即中，因此卢敏教授在多年临床实践中形成了一套系统的理论，认为任何疾病最重要的是让患者先了解基础病因，从源头上解决形成的病因，故卢敏教授在临床上特别注重宣教，普及疾病知识，成为骨伤门诊的一大特色。筋伤骨病位置不一，病情深浅轻重不同，单用中药内服往往独木难支，所以卢敏教授在临床上注重中药外用的发展，在遵循我院骨伤科老一辈名家的基础上，结合自己多年的临床经验，卢氏骨伤团队先后研发出多种自制药，包括散剂、膏剂、酒剂、中药理疗包等多种中药外用方法，临床上根据患者的疾病证型选用，可取得较好的疗效。

卢敏教授根据患者的情况选用不同的散剂，偏于热者，施用金黄散，可起到清热解毒，消肿止痛之功效；偏于寒者，施用消炎散、温通散，可起到温经散寒，消炎止痛之功效。在总结中药疗法的优点上，常将消炎散、温通散的药物湿敷后，与理疗灯联用，以加强其功效。因散剂携带使用不便，为解患者之苦，卢敏教授团队创新剂型，在金黄散的基础上研制了伤速康贴膏及筋骨通贴膏，既解决了携带不便的问题，又使得其操作简便，功效上伤速康贴膏长于活血化瘀，消肿定痛，筋骨通贴膏善于祛风除湿，散寒止痛，临床辨证选用，常取得良好的效果，目前多篇相关成果已由团队发表。卢敏教授根据多年临床经验自拟骨痹通外洗方，方中药物包括祛风散寒的桂枝、威灵仙、花椒、防风，有补益肝肾的牛膝，舒筋通络的伸筋草、透骨草、路路通、海桐皮，调畅气机的川芎等。本方以海桐皮汤为基础方，海桐皮汤长于治疗筋翻骨错，使用过程中加用温经散寒，祛风除湿，通络止痛的药物，使得其在传统的基础方上有了新的含义。卢敏教授认为膝部有脾、肝、肾经三条阴经，胃、胆、膀胱经三条阳经，六条经脉包绕膝关节走行，与膝骨关节炎的发生发展密切相关，加之足底部穴位众多，故临床上喜用中药外洗法。卢敏教授在临床上使用外洗法时多强调微微汗出即止，微汗出一能使风寒湿之邪气从表而解，二可避免发汗太过而伤津，往往能起到良好疗效。为进一步发展中药外治法，卢敏教授首创将自行研制的中药外敷包配合本院制剂活血安痛酒一同使用，中药外敷包由海盐加祛风散寒、通络止痛等药物组成，海盐性咸，咸能入肾，能引药入骨，直达病所，加用活血安痛酒，活血安痛酒其本身能除湿通络，活血散瘀，加之酒性升散，善于走窜，走而不守，能引药入经，两者配合使用，能除筋骨之寒，经络之湿，疗效甚佳。

卢敏教授遵循古法，但不拘泥于古法，结合多年临床经验，推陈出新，跳出传统所述三种证型，发展了膝痹病气血亏虚、风痰阻络两大证型，其注重宣讲，治法多变，内外兼调，形成卢氏骨伤独特的风格，治疗疾病从整体观念出发，注重辨证论治，根据"三因制宜"的原则，选方用药，灵活多变，处方遵循法度，配伍精良，随证加减，每获良效。

❖ **骨质疏松症（骨痿病）**

骨质疏松症的特征是骨量、骨强度和骨小梁微结构的系统性损害，影响骨的质量和强度并增加骨折风险，绝经后骨质疏松症是较为特殊的一种，它影响数百万女性，雌激素缺乏是骨质疏松症发病机制的关键因素。绝经后骨质疏松的预防与治疗是全球公共卫生重点研究之一，由于绝经后骨质疏松引起的骨折对女性的生活质量产生了很大的影响，通过早期的干预可在一定程度上预防骨折等并发症的发生。

1. 绝经后骨质疏松病因病机 《素问·痿论》中有云，肾中有热，热灼津枯，髓海不足，而致腰脊屈伸活动不利，变生骨痿。《灵枢·本脏》提到，血气调和则经脉运行通畅，从而使荣养遍及全身内外，使得筋骨强劲，关节润滑灵利。绝经后骨质疏松相当于中医学"骨枯""骨痿"范畴，其病机多端，一者气血生化乏源，气虚则无力推动血液运行而成瘀，二者脾不统血，血不循经，瘀血阻络，加之患者年过五十，阴气自半，肾精不足，髓海空虚，不能濡养筋骨，发为骨痿。

卢敏教授根据骨痿的病因特点对病机进一步阐明，认为骨痿为病无非"虚"和"瘀"，虚又可分之为肝肾亏虚、气血亏虚。现代人生活压力过大，饮食失节，脾胃不能运化，气血亏虚，不能濡养四肢百骸，加之气血不足不能充填肾精，肾精缺乏，筋骨失养，发为骨痿。《素问·生气通天论》中指出，谨慎地调和五味，会使骨骼强健，筋脉柔和，气血通畅，腠理致密。肝肾亏虚，精血不足，一者不能充填髓海，二者不能化液养筋，筋骨失养，变生痿病。瘀主要责之于气虚，气虚则推动无力，从而导致血液运行不畅成瘀，瘀血阻滞，经脉失养，发为骨痿。王清任《医林改错》指出，元气亏耗不足，鼓动无力，血行不畅，久而成瘀就证实了这点。卢敏教授在治疗上尤重视调理脾肾二脏，其次重肝，脾胃为气血生化之源，肝藏血主筋，肾藏精主骨，精血同源，与筋骨疾病发生有密切的关系。卢敏教授认为本病属于本虚标实，因此治疗时必须立足于脏腑、筋骨，重视调理气血。

2. 绝经后骨质疏松辨治经验 卢敏教授根据临床经验将脏腑辨证和气血辨证相结合，再结合六淫辨证，治法上提出"补虚化瘀"原则，以求通过对脏腑、气血的调治，达到良好的临床效果。

(1) 以脏腑辨证为纲：骨痿若肾阳亏虚，不能温煦经脉，症见腰膝冷痛，或腰膝酸软，甚则出现驼背弯腰，或形寒肢冷，小便频多，或畏寒喜暖，遇寒则重，舌质淡，苔白腻，脉沉细弦。治疗上常以温肾散寒，填精益髓为主。若肝肾阴虚，不能填充髓海，筋脉失养，症见腰背酸痛，或腰膝酸软，或疲乏少力，或咽干口燥，或手足心热，或盗汗自汗，舌红，苔薄少或光，脉细数，治疗上常以补益肝肾，填精益髓为主。若脾气虚弱，不能运化水谷精微，气血不养，症见腰背疼痛，或肢体疲乏，或纳呆胀满，或形体虚肿，或肌肉瘦削，或面色萎黄，或面色苍白，或少气懒言，或大便溏泄，舌淡苔白，脉缓弱，治疗上常以补益气血，强筋壮骨为主。

(2) 以气血辨证为目：卢敏教授重视气血与筋骨之间的关系，因此临证之时亦考虑气血辨证，《素问·调经论》曰，"血气不和，百病乃变化而生。"由此推之，人体的筋骨疾病与气血关系密切。明代薛己在《正体类要》中提出治疗慢性筋骨疾病以补气血为主，活血行气为辅的法则。卢敏教授认为筋伤骨病，虽深浅不一，轻重不同，其发生发展离不开气血的变化。肢体能抵抗外界阻力，灵活屈伸运动有赖于气的充足；津血同源，血能化液养筋、能化髓养骨也离不开气的作用。气血同治时以气为先，如气虚血瘀，气不摄血，离经之瘀治疗时首当祛瘀，治疗时以血为先。若气血亏虚，治疗时应当气血双补，因补气能生血，养血又能益气，相辅相成。因此，卢敏教授常用补气活血，行气活血，益气养血等法，尤重视女性围绝经期的调养，疏肝解郁，补气和血，则病速愈。

(3) 以外感六淫辨证为补充：外感六淫邪气中，最易侵袭人体的是风、寒、湿三邪，骨痿之为病，其本在"虚"，气虚则正气虚弱，卫气不固，卫气不固则腠理疏松，风寒湿三气夹杂侵袭人体，乘虚而入，阻滞关节经络，痹阻经脉，气血运行不畅，不通则痛。《黄帝内经》有"邪之所凑，其气必虚"，故临床上卢敏教授常常在辨病、辨证基础上，在方中加用少量祛风散寒除湿之品，可达到扶正祛邪的目的。

3. 绝经后骨质疏松选方用药 多用益气养血，滋补肝肾，活血化瘀的药物，内外并治，同时选用祛风除湿，温经散寒，通络止痛之品，顾护脾胃正气。

(1) 补气和血汤：卢敏教授认为，绝经后骨质疏松的病机为气血虚弱，瘀血内阻，故临床多采用补气和血，化瘀通络等治法，并在长期临床中形成了补气和血汤经验方。药用黄芪60g，当归10g，白芍15g，牡蛎10g，乳香5g，牛膝10g，地龙6g，骨碎补10g，红花5g，淫羊藿10g，甘草6g。方中黄芪益气健脾，以滋后天之本，当归补血活血，熟地黄、白芍、当归三药配伍能补血行血，补而能行，补而不滞。骨碎补补肾强骨，续伤止痛；牛膝补益肝肾，强筋壮骨；红花能活血化瘀；地龙通经活络；牡蛎咸寒能引药入经；甘草调和诸药。全方共奏"补气和血，化瘀通络"之功效。现代研究发现，黄芪中黄芪总黄酮的作用机制可能与类雌激素有关，能提高模型动物的骨密度值，改善模型动物的力学参数，淫羊藿水提液可以促进成骨细胞的增殖、分化及矿化功能。骨碎补提取物能促进人及模型动物对钙的吸收，提高血液学中血钙和血磷水平，促进骨钙化和骨盐形成。牛膝提取物能促进骨形成。卢敏教授临证之时将其作为治疗骨质疏松的基础方，疗效显著。

卢敏教授在经验方补气和血汤的基础上，如患者兼有风寒湿外邪侵袭，酌情加用独活、防风、细辛等祛风除湿，温经散寒之类；如患者疼痛严重加用没药，与方中乳香相配，加强通络止痛之疗效；如患者肾阳亏虚明显，加用肉苁蓉、鹿茸等温肾助阳之品，此类药品本身具有类固醇激素样作用，能够有效地治疗绝经后骨质疏松。

(2) 补肾强骨方：卢敏教授认为，绝经后骨质疏松与肝肾亏虚，髓海失养有密切关系，肝肾亏虚，髓海空虚，筋骨失养成为骨痿，本方立足肝肾，强调气血，尤为适宜肝肾不足、气血虚弱等证型。药用黄芪30g，白芍15g，当归10g，淫羊藿10g，乳香6g，骨碎补15g，牡蛎10g，杜仲15g，牛膝10g，枸杞子10g，熟地黄10g，甘草6g。本方在补气和血汤基础上，加用熟地黄、枸杞子、杜仲等补益肝肾的药物，兼顾补益肾中阴阳，使得阴阳双补。熟地黄味甘，微温，归肝、肾经，长于滋阴补血，益精填髓，《本草纲目》云其能滋阴填髓，补益精血，滋养五脏，通利血脉。枸杞味甘，性平，归肝、肾二经，长于补肝肾，益精明目，《食疗本草》云其能强筋健骨，滋补精血，调和筋骨，能补益，祛虚劳。杜仲味甘，性温，归肝、肾二经，长于补肝肾，强筋骨，又兼顾安胎，《本经》云其善治腰脊疼痛，补益精气，坚强筋骨，还能兼顾治疗小便淋漓不尽。加入上三味后，使得本方具有益气活血、滋补肝肾、填精益髓之功效。

在使用上方时若患者兼有小腿拘急不利，可加用木瓜；若瘀滞较重，加用延胡索、红花之类；若肾虚明显，加用续断、菟丝子之品。临证之时，可随证加减，灵活变通。

4. 用药特点　根据病因病机分析，骨痿用药多补益肝肾，调和气血，常以补益药和化瘀药为主。补益药过多易滋腻碍胃，故治疗时往往需要照顾脾胃。化瘀药能动血耗血，故补血时应兼顾和血。卢敏教授临证之时常常顾及患者寒热虚实的真实状态，务求"阴平阳秘"，处方用药时，淫羊藿、骨碎补、杜仲、牛膝、熟地黄、枸杞子为常用调补肝肾之药，临证之时补阴药与补阳药同时使用，做到阴阳双补，黄芪、当归、白芍、熟地黄为调和气血之药，与活血化瘀药物同用，补血和血才能使得全方起到补而不滞，和而不伤，行而兼养的目的。若患者正气亏虚，复感外邪，方中酌情加用独活、防风、细辛之品；若患者脾胃虚弱，不耐补益，则在方中加用补脾健运之品，如木香、砂仁之品，或酌情加用健脾益气之药，如白术、陈皮之类。卢敏教授所创两首验方均具有上述特点，即祛邪不伤正，脾肾同调，气血并治，筋骨并重，临床疗效显著。

5. 重视中医外治及功能锻炼　卢敏教授认为外治法有直达病所之特点，且患者更容易接纳。卢敏教授叮嘱患者一者可将久煮之中药用于足浴和湿敷，二者用舒筋活络外敷包配合活血安痛酒外用，两者均可散寒通络止痛，药物经由经脉直达病所，配合中药内服又可增强疗效。卢敏教授强调足浴时待微微汗出即可，避免过汗伤津。

卢敏教授认为绝经后骨质疏松与患者生活方式有很大关系，故为患者诊疗时应积极宣教，叮嘱患者均衡饮食，高钙饮食，平时可多晒太阳，注意防寒保暖，防疲劳，适当进行功能锻炼，养成良好的生活作息习惯，其对骨质疏松的治疗有辅助作用。

❖ 腰椎间盘突出症（腰痹病）

中医腰痹病大致相当于现代医学的腰椎间盘突出症等，腰椎间盘突出是在腰椎间盘退行性变的基础上，外力作用下使纤维环破裂、髓核突出刺激和（或）压迫神经根、马尾神经所导致腰痛、下肢放射痛、下肢麻木、下肢无力、大小便功能障碍等症状的临床综合征。人群中发病率在 2%～5%，好发于 20—40 岁青壮年，男性多于女性，是引起我国 45 岁以下人群丧失劳动力的首要原因，造成了巨大的经济压力和社会负担。大量临床观察、病例报道、荟萃分析、指南都承认保守治疗的有效性，对不伴有显著神经损害者，保守治疗是首要选择，有效率达 80%～90%，而中医药治疗，疗效显著。

中医学无腰椎间盘突出症的病名记载，可归属于腰痛病、腰腿痛、痹病等范畴，目前学术界对腰椎间盘突出症证型划分主要有肝肾亏虚、气滞血瘀、风寒湿痹、湿热痹阻四种证型，四种证型不能截然分开，常互相杂糅，兼而有之。

卢敏教授从腰椎间盘突出症的致病特点出发，结合 40 年的临床经验提出"瘀、毒、虚"理论是腰椎间盘突出症的主要病因病机，且贯穿疾病整个病程，并提出祛瘀、消毒、固本治疗三部曲，即活血舒筋止痹痛，散寒除湿消毒邪，固本培元重其本，重视健康宣教，强调局部和全身功能锻炼的重要性，他指出锻炼不仅可以防止组织粘连、关节僵硬、肌肉萎缩，还可弥补方药之不及，使全身气血畅达，筋骨脏腑等组织功能快速恢复。

1.病因病机

(1)"虚、瘀"是其本：中医学虽无腰椎间盘突出症的病名记载，但散见于"腰痛病""痉病""痹病"等病篇中，古代医家对其论述较早，早在《素问·脉要精微论》有"腰者肾之府，转摇不能，肾将惫矣"的论述，还有《灵枢·百病始生》中亦有"虚邪之中人，传舍于俞……则肢节痛，腰脊乃强"的论述，首次强调肾脏亏虚与腰痛病关系密切。《医林绳墨·腰痛》有云，"故大抵腰痛之证，因于劳损而肾虚者甚多。"使肾虚与腰痛的关系得到了印证。《仁斋直指方·腰痛》云，"肾虚为腰痛之本，肾气有虚，凡中风、受湿、伤冷、蓄热、血沥、气滞、水积、坠伤，与夫失志、作劳，种种腰痛，递见而层出矣"，其对腰痛病因进行了详细补充，认为肾虚、中风、受湿、伤冷、蓄热、血沥、气滞、水积、坠伤等都可以引起腰痛，使腰痛的病因病机趋于完善。

卢敏教授认为腰椎间盘突出症病证复杂，证候之间常互相杂糅，虚损、风、寒、湿、热、闪挫、瘀血、气滞、痰饮等均可引起腰痛，但其根本原因是肝肾亏虚。现代人在生活上纵欲过度常使精气外泄，嗜食冷饮而损伤脾、肝、肾等，脏腑之阳气虚损为本；长途驾驶、久坐、腰部频繁屈伸引起慢性劳损，造成气血亏损，肝肾亏虚，风、寒、湿邪乘虚而入为标实，造成了腰椎间盘突出症本虚标实的致病特点。正如《三因极一病证方论·腰痛叙论》言："夫腰痛，虽属肾虚，亦涉三因所致，在外则脏腑经络受邪，在内则忧思恐怒，以至房劳堕坠，皆能致之。"指出肾主骨，肝主藏筋，脾主肉，骨、筋、肉是肾、肝、脾脏的外在反映，肝主藏筋，有宗筋之称，主束骨而利关节，脾为后天之本，气血生化之源，主肌肉生长和运动，肾主骨而藏精，肾气充则骨坚而立，故肝、肾、脾脏腑功能虚弱，造成骨骼痿软无力，肌肉疲惫，难以支撑骨骼及运动，而出现疼痛、活动不利、乏力、麻木等症状，所以说"虚"是腰痛病的病变基础。而肝、肾、脾脏腑虚弱，使正气不足易致风、寒、湿等外邪乘虚而入，骨软肌肉无力使机体出现闪挫、劳损等，风、寒、湿、闪挫、劳损等都可以造成经脉瘀滞，气血流通不畅，形成瘀滞不通的短暂病程。正如《外科证治全书·论痛》曰："诸痛皆由气血瘀滞不通所致。"不通则痛，可见"瘀"是腰痛病重要的致痛病因，所以卢敏教授强调"虚、瘀"是腰痛病的内在病机，腰痛病中不荣则痛和不通则痛并存。

(2) 筋骨失衡是其标：筋骨平衡对维持人体脊柱正常功能至关重要，《灵枢·经脉》有云，"骨为干，脉为营，筋为刚，肉为墙。"明确指出了筋骨相互依存，互为根本的动态平衡关系。《素问·痿论》中"筋主束骨而利关节也"阐述了"筋束骨，骨缚筋"的平衡结合观。《素问·生气通天论》中有"骨正筋柔，气血以流，腠理以密"的论述，《素问·脉要精微论》中也有"骨者髓之府，不能久立，行则振掉，骨将惫矣"的论述，强调"骨正筋柔"理论指导下的筋骨平衡状态对维持人体脊柱的正常生理功能尤为重要。若筋骨生理平衡被打破，则必然出现筋骨失衡的病理状态，即所谓"筋出槽""骨错缝"。

卢敏教授认为腰椎间盘突出症出现腰腿疼痛、活动不利，甚至腰椎侧弯等症状，主要是由于筋骨之间失去了"骨正筋柔"的生物力学平衡状态，以腰椎小关节、筋膜、韧带、滑膜等组织出现形态结构、空间位置、相对关系、功能状态等异常改变，其中椎间盘、髓核、韧带肌肉等软组织均归属于中医学的"筋"范畴，而椎间盘髓核突出、纤维环撕裂即为"筋出槽"。筋转而不束骨，脊柱内源性平衡被打破，致使腰椎小关节空间位置改变，出现关节突关节错缝，则为"骨错缝"，因此腰椎间盘突出症为筋骨失衡所致。这种筋骨力学失衡包括三种形态，即骨与骨之间的错缝，筋与筋之间的错缝，筋与骨之间的错缝，所以治疗腰椎间盘突出的关键是恢复筋骨内在生物力学的平衡，使骨正筋柔，从而达到力学上的稳态。

2. 掌握用药规律以"内外兼治" 卢敏教授根据腰椎间盘突出症的"瘀、毒、虚"病因病机，结合多年临床经验，提出了治疗腰痹病三部曲，即活血舒筋止痹痛、散寒除湿消毒邪、固本培元重其本。

(1) 活血舒筋止痹痛：瘀血致病最为常见，一者因外伤出血而瘀滞，如跌打损伤、手术损伤等；二者因虚致瘀，全身血液运行依赖气的推动，与肝关系密切，肝气虚推动无力则血瘀；三者因寒致瘀，血得热则行，得寒则凝；四者因热致瘀，津液被灼，血液枯竭而郁结。临证之时，瘀血一旦确定，治以活血化瘀，舒筋止痛。卢敏教授喜用桃仁、红花、川芎、乳香、没药等药物，其中桃仁味苦甘，性平，长于活血化瘀，治疗瘀血诸症；而红花味辛，可升可降，入血分，长于破血，有化瘀通络，消肿定痛之功，两者相用，加强活血之功。川芎性温，入足厥阴肝经，可以活血化瘀，缓急止痛，尤其善治关节筋骨拘急痉挛，正如《长沙药解》言，"川芎味性温，行经脉之闭涩，达风木之抑郁，止痛切而断泄利，散滞气而破瘀血。"乳香辛苦，善舒筋活络，调养气血；没药苦平，可以活血化瘀，消肿定痛。卢敏教授常将两者相须为用，既加强活血祛瘀的效果，又能舒筋活络，缓急定痛，宣散瘀结，主治瘀血疼痛诸症。卢敏教授还强调引经药的应用，重用牛膝可以引血下行，使诸药直达病灶，发挥疗效。

(2) 散寒除湿消毒邪：因风寒湿邪相聚而形成的痹证，辨证一旦确定，法当散寒止痛，祛湿消毒。卢敏教授喜用附子、防风、独活、羌活、狗脊等药物。附子味辛甘，性大热，善治寒湿痹痛，正如《别录》言附子主治"腰脊风寒，脚疼冷弱，心腹冷痛，霍乱转筋"。防风味辛甘，性温，能胜湿止痛，尤治筋骨疼痛，《本草纲目》言其能"祛上焦风邪，头目滞气，经络留湿，一身骨节痛"。独活、羌活是常用药对，均味辛苦，性温，能够治疗一身痹痛，尤其能利关节，缓拘急，是卢敏教授常用药对。狗脊味苦甘，性温，具有祛风除湿，补益肝肾，强腰壮膝的功效，是治疗腰膝关节疼痛常用药物，正如《神农本草经》言其"主腰背强，机关缓急，周痹寒湿，膝痛，颇利老人"。卢敏教授常将附子、独活、羌活、狗脊四味药物相配伍，既可散寒除湿止痛，又可补益肝肾，强腰健骨。卢敏教授强调肝肾亏虚，气血亏虚往往是风寒湿邪乘虚而入的内因，所以主张重用祛风湿、强筋骨药物，如五加皮、桑寄生、千年健、杜仲等。

(3) 固本培元重其本：卢敏教授强调腰椎间盘突出症后期补益肝肾的重要性，认为腰椎间盘突出症发作主要是筋骨失衡，而肾主骨藏精，肾气充则骨坚而立，肝主藏筋，有宗筋之称，主束骨而利关节，所以肝肾脏腑功能虚弱，造成骨骼痿软无力，肌肉疲惫，难以支撑骨骼及正常运动，造成筋骨失衡，从而导致腰椎间盘突出的症状，因此治疗上以补益肝肾，强壮筋骨为主。卢敏教授喜用杜仲、牛膝、槲寄生、熟地黄等药物。杜仲味甘微辛，性温，具有补益肝肾，强腰壮筋的作用，尤其善治肾虚腰痛，正如《本经》言其"主腰脊痛，补中益精气，坚筋骨"；又《药性论》言其"治肾冷臀腰痛，腰患者虚而身强直"；又《日华子本草》言其"治肾劳，腰脊挛"。而牛膝补益肝肾，惟引血下行，能引导诸药下达病所，《本草衍义补遗》有言其"能引诸药下行"。槲寄生味苦甘，性平，长治风湿腰痛日久见肝肾亏虚，筋软骨痿者，是卢敏教授常用药物。而熟地黄味甘，性微温，能补益气血，填肾精，善治阴虚血少，腰膝痿弱，是卢敏教授治疗腰椎间盘突出症中后期必不可少的药物。卢敏教授认为补益肝肾的真正目的是使筋骨平衡，骨正筋柔，这样才能从本质上治疗腰椎间盘突出症。

(4) 注重功能锻炼达"骨正筋柔"：卢敏教授根据腰椎间盘突出症的筋骨失衡原理，注重健康宣教，强调功能锻炼。基于对"筋出槽，骨错缝"的认识，指出腰椎间盘突出症主要是由于筋骨之间失去"骨正筋柔"的生物力学平衡状态，以腰椎小关节、筋膜、韧带、滑膜等组织出现形态结构、空间位置、相对关系、功能状态等异常改变，所以治疗目的是恢复筋骨平衡的状态，而骨伤特有的功法锻炼正好契合椎间盘突出筋骨失衡，这样不仅可以防病治病，还可以弥补方药之不及，促使患者迅速恢复劳动能力。结合临床实践，强调早期患者疼痛剧烈，肌张力增高，肌肉顺应性下降，筋膜水肿，关节突关节相对位置处于异常，甚至绞索状态，主张以制动为主，卧床加腰部垫枕法，目的是缓解肌肉痉挛，消除筋膜水肿，解除小关节绞索，恢复腰椎正常生理曲度，使内外力学平衡，达到骨正筋柔状态。中后期因腰背肌萎废不用，加上本身椎间盘高度下降，筋骨失衡，需要重新建立内外稳定状态，所以注重加强腰背肌锻炼，以小飞燕、五点支撑为主，目的是使骨正筋强，重塑腰椎的内外力学的平衡。日常劳作起居也要避免腰部受伤、久坐、长时弯腰、腰部受风着凉等，要注意固护肾精肾气，因腰部筋骨依赖肾精肾气滋养，所以还需节制房事，不能纵欲过度。

3. 腰痹病诊疗思路 卢敏教授结合腰痹病"虚、瘀"的病因病机，遵循《正体类要》中"肢体损于外，则气血伤于内，营卫有所不贯，脏腑由之不和"的思想，治疗上注重调养气血，补益肝肾，使脏腑气血调和，由外邪引动而发，针对不同病邪配合活血化瘀或祛风（寒、热）除湿等治法。基于"筋骨失衡"理论，配合康复锻炼，卢敏教授指出患者早期疼痛剧烈，肌张力增高，肌肉顺应性下降，筋膜水肿，关节突关节相对位置处于异常甚至绞索状态，主张以制动为主，采用卧床加腰部垫枕法，主要缓解肌肉痉挛，消除筋膜水肿，解除小关节绞索，恢复腰椎正常生理曲度，使内外力学平衡，达到骨正筋柔状态。后期因腰背肌萎废不用，加上本身椎间盘高度下降，筋骨失衡，需要重新建立内外稳定状态，注重加强腰背肌强度，以飞燕点水法为主，使骨正筋强，重塑腰椎内外力学的平衡，这种诊疗思路达到了"内外兼治，筋骨并重"的目的。

卢敏教授在临床诊疗用药中，善以独活寄生汤为基础方辨证加减化裁，往往疗效显著。独活寄生汤出自《备急千金要方》，主要由独活、桑寄生、杜仲、牛膝、细辛、秦艽、茯苓、肉桂心、防风、川芎、人参、甘草、当归、芍药、干地黄等 15 味中药组成，具有祛风除湿、胜湿止痛、调养气血、补益肝肾之功效。卢敏教授指出，独活寄生汤完全契合了腰椎间盘突出症"虚、瘀"的病因病机，方中桑寄生、杜仲、牛膝、人参、甘草、当归、干地黄等药物补益肝肾，调养气血治疗其本，针对不同病邪和辨证，药物总体的寒、热、升、降、沉、浮等性质有所偏颇。瘀血为主者，注重疏通，以通治痛，以独活寄生汤加红花、桃仁、鸡血藤、土鳖虫等化瘀通经；风寒盛者注重温通经脉，以独活寄生汤加附子、干姜等；化热者以独活寄生汤去细辛、肉桂心，加黄柏、防己、秦艽等凉血通脉；湿甚者加薏苡仁、白术、苍术等胜湿通脉。

（五）"虚、瘀、毒"理论结合六经辨证在腰痹病中的应用

中医学对腰腿痛病的认识由来已久，早在《灵枢·经脉》中就有"脊痛，腰似折，髀不可以屈，腘如结"的记载，《金匮翼·腰痛》中有言："瘀血腰痛，多由闪挫、强力举重……"并且《外科证治全书·论痛》曰："诸痛皆由气血瘀滞不通而致"等，均论述了血瘀是腰腿痛的病因病机之一。而在《金匮要略·五脏风寒积聚病脉证并治》中则指出了寒湿这一致病因素，曰："其人身体重，腰中冷，如坐水中，形如水状……腰以下冷痛，腹重如带五千钱。"朱丹溪在《丹溪心法·腰痛》中强调湿热在腰痹病中的致病因素，其载："腰痛主湿热，肾虚……"而《素问·脉要精微论》的"腰者肾之府，转摇不能，肾将惫矣"，则将肾虚作为腰痛的主要病因，故《诸病源候论·腰脚疼痛候》曰："肾气不足，受风邪之所为也，劳伤则肾虚，虚则受于风冷，风冷与正气交争，故腰脚痛。"综上所述，腰腿痛主要是肾气不足，精气衰微，筋脉失养，加之风、寒、湿、热邪流注经络，或外邪瘀血积聚，或寒甚化热，或寒湿、湿热、痰饮积聚，气血凝滞，肾气不能宣通，沿经络运行部位而痛，而致"脊痛，腰似折，髀不可以屈，腘如结"。

卢敏教授发现腰痹病的病因病机契合"虚、瘀、毒"理论思想。"肾虚"是腰椎间盘突出症的主要病因病机，虽然在疾病的不同阶段，可能出现兼有气血亏虚、肝脾不足的情况，但都以肾虚为本。风、寒、湿、热、瘀血、痰饮等内外邪气归属于"毒"的范畴，"毒"邪多来自外界，与患者生活及工作环境有关。将瘀血、湿、热、痰饮等外邪阻碍机体的经络气血运行归属于"瘀"的范畴，"瘀"多见于疾病的早期和中期。因"虚、毒"三者之间不能截然分开，常互相错杂，故临床辨证不能机械套用，而要灵活应用。"虚、瘀、毒"理念可将腰痹病复杂的病因病机简单化，易于临床医师理解和掌握。目前腰痹病的辨证依据主要从气血、八纲、脏腑入手，然而腰痹病的实际证候复杂，难以用简单辨证全面概括，致使临床应用中医药的疗效差异较大。而《伤寒论》中的病－证－方组合模式，以六经辨病辨证为主，脉证病同治，将腰痹病复杂的证候分经论治，既丰富了六经辨证的理论内涵，也创新了筋骨疾病治疗的理论依据。

卢敏教授以"虚、瘀、毒"理论为基础，阐述六经辨证在腰痹病中的具体应用。

1. 太阳病证 太阳病证处于疾病初期，病位较浅，正邪交争于肌表，以营卫功能失调为特点，表现为手足太阳经所过部位的病证及太阳经脉枢机障碍，临床以腰部活动不利，疼痛作甚，痛连及后背为主，伴有恶寒（风）发热，脉浮紧，舌淡红，苔白等，这一时期以"瘀、毒"为主要病理因素。

2. 少阳病证 少阳病证是疾病处于半表半里的中间阶段，病在少阳，枢机不利，胆火内郁，病位多在三焦、肝、胆等脏腑，表现为手足少阳经所过部位之病证及枢机障碍，以臀腰强痛，活动不利及局部的疼痛、麻木为主，伴有口苦咽干，目眩，脉弦，舌红，苔薄黄等，病理因素以"毒"为主。

3. 阳明病证 阳明病证处于正邪相争剧烈，邪热盛极的阶段，病变部位多在胃、肠二腑，主要表现为手足阳明经所过部位的病证及枢机障碍，以腰背部位的僵痛，肢体麻木无力，甚至萎废不用为症状，伴有头昏或沉重感，心烦口渴，夜卧不安易惊，脉洪数，舌红或红绛，苔黄等，病变基础主要以"虚、瘀"多见。

4. 太阴病证　太阴病证以脾阳虚弱、寒湿阻滞为特点，病变部位在肺、脾二脏，以太阴经所过部位之病证及枢机障碍，主要表现为腰背及四肢冷痛，肢体麻木、沉重难移，甚者出现肌肉萎软无力等症状，伴有腹胀难消，食欲不振，大便溏泄，脉濡，舌淡红，苔白腻等，病变基础以"瘀、虚"为主。

5. 少阴病证　少阴病证是疾病的发生发展已到危重阶段，心肾之阴阳气血俱虚，以全身性虚寒、虚热或阳郁为特征，又分为少阴寒化证、少阴热化证和少阴阳郁证，病及心肾及其所属经脉，表现为少阴经所过部位之病证与枢机障碍，突出表现为腰背怕冷，肢体乏力，肌肉萎缩，精神萎靡，腰膝酸软，四肢不温麻木等，伴有嗜睡，肢体沉重，步履不稳，夜尿频繁，脉沉细，舌质淡，苔薄白等，病理因素以"虚、瘀"为主。

6. 厥阴病证　厥阴病证处于疾病的最后阶段，主要是肝失条达，木火上炎，脾虚不运，而易出现上热下寒的病理变化，病及肝、心包二脏和所属经脉，主要表现为厥阴经所过部位之病证与枢机障碍，以肢体痛麻，肌肉萎缩无力为主症，伴有消渴善饥，心中烦热，腹痛呕吐，下利清谷，脉细，舌红，苔薄黄等，主要病理因素为"毒"。

六经辨证对病变部位进行定位，分为三阳、三阴，根据病变部位的程度，又分为表、里及半表半里，而"虚、瘀、毒"理论对疾病的病性进行归纳。正常疾病的诊疗，首先应确定病位，其次确定病性，这是诊疗的核心思路，卢敏教授提出的"虚、瘀、毒"理论对病性进行详细归纳，并应用于临床，大体诊疗无差错，但定位不清晰，因此将"虚、瘀、毒"学术思想融进六经辨证的理论体系中，让传统辨证方法和六经辨证完美融合，并使之充满生命力。

二、"骨正筋柔、筋骨并重"指导下骨伤疾病的六治法

现代医家运用"骨正筋柔"理论防治骨伤科疾病，大多采用理筋手法以达到骨正筋柔的目的，具体包括推法、拿法、揉法、㨰法、按法、归挤法、拔伸法、旋转法、扳法等，这类手法大多从传统的正骨手法演变而来。中医学认为慢性筋骨疾病的发生与筋骨功能失常、关系失衡密切相关。多数医家通过改变筋与骨之间的关系入手以达到骨正筋柔的目

的，具体的治疗手段主要是手法和功能锻炼。卢敏教授通过集各家之长，结合现代医学知识，对"骨正筋柔、筋骨并重"理论进行了深入探讨，重视局部与整体的辨证结合，将慢性筋骨疾病"久病入络""久病必虚"的理论与临床实践紧密结合，提出了"调结构，通经络，补气血，理脏腑，止痹痛，重科普"的治疗理念，最终达到"骨正筋柔"的目的。

1. 调结构　通过恢复膝关节骨与筋的正常关系而达到骨正筋柔的目的。常采用小针刀、外固定支具、拉伸导引等疗法以达到骨正筋柔的作用。

2. 通经络　通过调节机体整体和膝关节局部的关系来刺激膝关节周围的经络穴位以达到通经活络、顺畅筋脉、濡养关节的目的。主要采用中药内服、手法、针灸、中药热熨、体外冲击波等疗法以达"骨正筋柔"。

3. 补气血　通过补益气血，强筋壮骨，通痹止痛而使气血调和，恢复筋骨关系。主要运用八珍汤、独活寄生汤、蠲痹汤、乌头汤等经方化裁进行治疗。

4. 理脏腑　通过调理脾胃，补益肝肾，疏肝解郁而使脏腑调和，情志舒畅。主要运用补中益气汤、独活寄生汤、柴胡疏肝散等经方化裁治疗及采用膏方进行调理。

5. 止痹痛　通过运用祛风、散寒、除湿、清热等药物，辨证治疗，达到止痹痛的功效。卢敏教授常用基础方有防风汤、桂枝汤、乌头汤、薏苡仁汤等。

6. 重科普　重视健康教育，在日常诊疗中通过"话疗"让患者充分了解病情，并叮嘱其日常饮食起居相关注意事项，指导功能锻炼促进康复；同时通过视频、讲座、科普手册、科普作品等对公众进行骨健康科普宣讲。

三、骨伤临床"六结合"经验

卢敏教授认为在当前的医疗环境下，治疗骨伤科疾病应该考虑多方面的因素，即局部与整体结合、中医理论与现代医学理论结合、医患结合、临床与科研结合、传承与创新结合、个人专长与科室发展结合。

（一）局部与整体结合

临床上需要重视局部与整体的关系。明代薛己所著的伤科专著《正体类要·序》中指出："肢体损于外，则气血伤于内，营卫有所不贯，脏腑由之不和。"这说明局部外伤可以导致机体的内脏功能失调，明确认识了外伤与内伤、局部与整体的相互作用和相互影响。事物作为整体所呈现的特有属性和特有规律，与它的各个部分在孤立状态下所具有的属性和规律有质的区别，它不是各个部分属性和规律的相加。因此，对伤病的诊治应从整体出发，对皮肉、筋骨、气血上的一切事物、一切过程都可以分解为若干部分，整体是由它的各个部分构成的，它不能先于或脱离其部分而存在，没有局部就无所谓整体。

（二）中医理论与现代医学理论结合

中医理论诞生于中华文化的母体中，以中国古代自然辩证法为指导，阴阳五行学说是中医理论的核心理念，以阴阳平衡观和五行相关学说贯穿于中医理论的全过程。阴阳学说代表着人体与环境，机体内部、脏腑间、气血津液间的动态平衡观，五行学说代表着机体内部的多系统、多层次相互间的联系观，因此整体观、平衡观、系统观、联系观是中医理论的主线。中医的思维方式是以动态平衡为基本线索的整体性、系统性思维模式，我们可以简单理解为"衡"医学。

中西医结合取得的成果主要体现在技术层面，如用现代医学的方法来发展、研究、解释中医理论，用现代医学的方法来评价中医诊断和疗效，用现代医学的方法来研究中药（药理分析、组方成分分析），以中医疗法补充西医治疗或用西医疗法补充中医治疗，用西医的技术方法进行检查诊断，用中医的方法进行治疗，或同一病种使用中西医两种方法进行诊治，这些中西医结合方式虽然在临床上取得了不少令人满意的成果，但基本停留在技术层面的互补，对中医科学性论证及对中医理论的局部观点的证实，以及对中药组分分析，存在着点多、线长、面广，较庞杂不够系统的不足，大多处于摸索和尝试阶段。

卢敏教授是中西医结合骨伤专业大家，临床上运用中医理论知识解读现代医学，同时应用现代解剖学、生理学、病理学等知识来诠释中医的各种理论知识，相辅相成，促进临床疗效和科研思路。

1. 中医认识　筋，泛指软组织（肌肉、筋膜、韧带、软骨、关节囊等），筋骨并重的核心思想指"筋与骨骼一体，两者在疾病的发展过程中互为支撑，相互影响"。

2. 西医认识

(1)"AO原则"中断端的血供影响骨折的愈合，而血供主要来源于周围肌肉、韧带等软组织。

(2) 关节退行性病变必然影响关节囊、滑膜、韧带，从而导致关节松弛，退变加重。从"筋骨相连、筋骨并重"中看保护软组织的重要性。如中医的"动静结合理论"："动"指关节的活动与肌肉的收缩；"静"以各种方式固定来维护骨折断端的相对稳定。现代医学以前的"AO原则"强调骨折断端的加压固定及绝对静止，现在提出改进的"BO原则"，即保持对位对线，不要求骨折断端的绝对静止，允许断端的微动和桥接，这样更利于骨折愈合。

（三）临床与科研结合

卢敏教授从事中西医骨伤科学临床、科研及教学等工作四十余年，主要从事骨与关节损伤、骨关节病的中西医结合诊疗。根据已有的研究基础，筛选中医特色疗法，进行规范化临床确诊，形成规范化操作规程以推广应用。他还拟建立中医药防治膝骨关节炎、腰椎间盘突出症、颈椎病文献库和民间疗法资料库，申报了伤速康巴布膏（贴膏）、桃红四物液、加味独活寄生合剂、续筋接骨合剂4项院内专科制剂。

科研的思路和拟解决的问题来自临床，临床的循证依据来自科研，两者紧密结合。科研的目的是要提高临床疗效。如临床慢性筋骨疾病多发病——膝骨关节炎的诊治，依靠单一的中医证候分型指导临床治疗存在较大的局限性，要拥抱现代医学理论与解剖学、现代医学影像学等技术手段，从"骨正筋柔、筋骨同治"的生理病理基础，尽量做到精准的诊断分型，再在此基础上通过循证研究、临床验证，优化治疗方案，取得更好的临床效果。中药辨证治疗基于"瘀祛新生理论"治疗膝骨关节炎，注重"局部与整体辨证结合"，将慢性筋骨疾病"久病入络""久病必虚"的理论与临床实践紧密结合，开启了骨关节病治疗的新思路。

（四）个人专长与科室发展结合

科室坚持"学科带动专科、临床与科研并进、教学与教改同步、品牌与服务共赢"理念，推进医教研工作中"个人专长与科室发展"协调结合，相互促进，引领科室整体向高水平研究型科室迈进。同时加强科室亚专科建设，亚专科人才建设，强化专科技术，提高核心竞争力；推进开展踝、肩关节镜技术，脊柱微创及干细胞技术的运用，3D 技术等。利用国家中医药管理局重点专科平台，通过组织及参与行业标准制订从而加强国内外学术交流和合作，将本专科建设成为中医药和中西医结合防治骨伤科退行性疾病的高级人才培养基地和国内外学术交流中心；参与"十一五"国家科技支撑计划"中医治疗常见病研究"，腰椎间盘突出症（腰痛）诊疗方案的规范诊疗体系研究；参与中国中医药循证医学中心建设工作，承担"腰椎间盘突出症中医方案疗效与循证评价研究"。

（五）医护与患者结合

卢敏教授在临床实践中倡导医护与患者相结合：包括医生与患者、医生与护理团队、护理与患者三者相一致，相结合。平时让护士长和责任主管护师参与查房，及时解决患者医疗和护理上的问题，告知患者术前和术后及出院后的健康宣教，促进更和谐的医疗关系。卢敏教授从医几十年来始终坚持以患者为中心，忧患者之所忧，把患者放在第一位，把临床疗效作为硬标准，不断在临床实践中总结经验提升自己。

在医护患合作中，卢敏教授经常强调注重细节的重要性！道家创始人老子曾曰："天下难事，必做于易；天下大事，必做于细。""健康所系，性命相托"，医学是生命科学，至高无上，容不得半点疏忽大意。卢敏教授经常告诫周围人：细节源于态度，细节决定成败。

平时还借助医疗互联网平台技术，医、护、患合作，将医疗服务延伸至家庭及社区，从纠正致病及高危因素入手，普及骨伤科疾病相关知识、指导及督促患者坚持功能锻炼，可以有效预防和控制疾病；通过长期的患教干预管理，对患者的健康素养及观念转变有促进作用，从轻防重治转变为以"防"为主，规避了医疗服务只治不防，越治越忙的乱象；门诊患者在医院的治疗时间短，单纯的患教工作难以系统化、个性化地进行指导，通过互联网的优势将服务延伸，可有效解决门诊开展健康教育投入大成效低的难题；同时，医患双方高效沟通，可以增加患者对医疗机构及医护人员的信任度，也增强了医务人员对患者的责任感，大大提高了医疗服务质量。

（六）传承与创新结合

中医的临床思维要传承，临床确有疗效的东西要传承。创新是理论的不断完善，通过科研、大数据的统计来指导创新方向，在实践中不断提高疗效。诊断上要精准，治疗上要精准，预防保健上要重视。笔者作为专科学术继承人，定期跟师卢敏教授中医门诊、病房诊疗患者，并全面收集、保存老中医门诊与查房的资料，在此基础上分析、整理，并进一步继承研究，逐步掌握卢敏教授老中医学术经验；在专科专病中积极开展中医诊疗方法挖掘、整理与应用，拟建立具有名老中医传承功能的中医慢性筋骨疾病文献数据库及中医药防治慢性筋骨疾病的技术库等多种信息平台，对古籍文献及国内外中医药防治慢性筋骨疾病的方案、共识、文献、专家经验等防治技术进行全面收集、归纳、整理，并实现分析与挖掘功能。在数据化处理方式的支持下开展中医证治机制、辨证论治规范、诊疗方案、临床疗效等诸多方面信息技术研究。以科研的结论来指导临床诊疗，提高临床疗效。

四、卢敏治疗慢性筋骨疾病的临床用药特点

卢敏教授根据"虚、瘀、毒"病因病机特点，治疗慢性筋骨疾病多从补益肝肾、祛风除湿，温阳散寒，调和气血，祛痰通络等方面着手，在临床上取得了良好的疗效。

（一）补益肝肾、祛风除湿药

独活、桑寄生、防风、牛膝、木瓜、秦艽、杜仲、乌梅为常用的补益肝肾，祛风除湿药。其中独活味辛苦，性微温，善治风寒痹痛，长于祛风除湿，散寒止痛，《本草汇言》有言：独活善行血分，祛风行湿散寒

之药也；防风味辛散而不燥烈，善去外风，被称为"风中之润剂"，防风既能祛风，又兼有散寒除湿，通络止痛之功效；槲寄生味苦、平，归肝经，长于补肾强筋壮骨，善治腰膝酸软之痹证；秦艽味辛，辛者能行能散也，故秦艽长于祛风湿，止痹痛，其药性润而不燥，无论寒湿、痹证新久，都可使用。《本经》有云：主寒热邪气，寒湿风痹，肢节痛，上四药合用，润燥相宜，共奏"补肝肾，祛风湿，强筋骨，止痹痛"之功效。木瓜味酸而能润，功能缓急止痛，善治筋脉挛急，卢敏教授常与酸甘之乌梅同用，《别录》有云：乌梅能利筋脉，祛痹。两药合用，在辛温药物中起到滋润防燥烈伤津之功效。牛膝苦、酸，归肝、肾经，长于补肾强筋，祛瘀通经，《本草备要》有云：牛膝长于益肝肾，强筋骨，善治腰膝骨痛、足痿筋挛；杜仲味辛、甘，尤治腰痛不能屈伸者神效。

（二）温阳散寒药

桂枝、麻黄、细辛、白芷、淫羊藿为常用的温阳散寒药。桂枝性味辛、温，长于温通经脉，散寒止痛，《本草备要》中明确表明桂枝有温通经脉的作用，对于寒痹日久证，卢敏教授喜用桂枝与麻黄相配，能使入骨之寒气从表而解。细辛味辛、温，长于祛风止痛，《本草汇言》云：细辛佐荆、防能散诸经之风；白芷味辛、温，长于散风除湿，通络止痛。《滇南本草》有云：白芷能祛皮肤游走之风，止胃冷腹痛，周身寒湿疼痛；淫羊藿味辛、温，长于补肝肾，强腰膝，尤善于补肾阳，肾阳为一身阳气之根本，起到固本培元之用。

（三）调和气血药

黄芪、白参、当归、白芍、桃仁、红花、醋乳香、醋没药为常用的调和气血药。黄芪性味甘、温，长于补中益气；当归味甘、辛而温，既能养血和营，又能散寒通脉。黄芪和当归相伍，有当归补血汤之意，起大补气血之功。人参性味甘、平，能大补元气，扶助正气，气血旺则人之正气充足，能抵御外邪之侵袭；白芍苦、酸，长于平肝止痛，养血调经，卢敏教授用之与当归相配，起到补益气血之功效；桃仁味苦、甘，长于活血化瘀，通脉止痛；红花味辛，可升可降，唯入血分，长于活血通经，散瘀止痛，常与桃仁相伍，能加强活血化瘀之功效；乳香味辛、苦，长于活血止痛；没药性味苦、平，长于散瘀止痛。活血药、补血药、行气药三种调和气血药同用，既补血又行血，使补血而不滞血，和血而不伤血。

（四）祛痰通络药

地龙、全蝎、蜈蚣、牡蛎、僵蚕为常用的祛痰通络药。著名医家李寿山提出"顽痹难除，祛痰逐瘀"的理论，卢敏教授在此基础上常在中药配伍中适当运用地龙、全蝎、蜈蚣等虫类药，并指出因结构导致关节变形者，非祛风除湿之药能及，需使用虫类药物透骨搜风，通络止痛，且需使用咸寒之药化痰散结。地龙性味咸、寒，长于通络；蜈蚣味辛、温，有毒，性善走窜，通内达外，搜风定搐，常与全蝎同用，加强搜风通络之功效；僵蚕味辛、咸，长于祛风解痉，化痰散结；牡蛎咸寒，长于软坚化痰散结，卢敏教授处方用药之时，常辨证选取，综合配伍，故治疗中能起到"祛痰通络"之功效。

卢敏教授喜用药对，将两药配伍使用能起到协同作用，并能加强疗效，有时还能减轻某些药物的不良反应，达到单味药物不能起到的特殊效果，收事半功倍之效。

五、卢敏治疗慢性筋骨疾病的主要治疗方法

卢敏教授的临床及科研经验丰富，针对慢性筋骨疾病的治疗手段丰富多样。笔者通过跟师卢敏教授门诊及病房，采集临床病例，总结出了卢敏教授在防治慢性筋骨疾病方面的具体治疗方法，主要有：辨证论治、中药内服，外用膏药，中药熏洗，中药热敷、热熨，针灸推拿，小针刀，外用支具，局部冲击波，拉伸导引术，冬病夏治三伏敷贴，膏方，情志疗法等。

（一）辨证论治、中药内服

辨证论治是中医治病之根本，卢敏教授认为慢性筋骨疾病主要责之肝肾亏虚，气血失和，脏腑阴阳失调，致外邪入侵，经络痹阻。根据患者的症状体征进行中医辨证，四诊合参，施以中医辨证之中药处方或中药制剂而达通经络、补气血、理脏腑之效。证属气滞血瘀者常采用桃红

四物汤加减或桃红四物液；证属肝肾亏虚、风寒湿痹者常采用独活寄生汤加减或加味独活寄生合剂；辨证为寒湿痹阻者常采用蠲痹汤加减；对于气血虚弱者常采用补中益气汤加减或补中益气丸。

（二）外用膏药

对于慢性筋骨疾病患者，局部肿胀明显、皮温较高者常采用中药消炎散湿敷。对于疼痛较甚，痛处固定者常采用伤速康贴膏外用。消炎散为院内制剂，是在辨证论治指导下，结合筋骨损伤的病因病机、临床特点，以活血化瘀兼凉血通络为原则，通过外敷达到消炎止痛的目的。伤速康贴膏是在消炎散原方的基础上，采用现代化制剂手段，将其剂型改进而制成。卢敏教授经过 10 余年的科学研究，证实了伤速康贴膏能减轻机体局部疼痛，改善关节活动功能。伤速康贴膏可抑制炎症因子，调节相关信号通路，能延缓软骨细胞的凋亡，从而改善慢性筋骨疾病的症状，发挥了中医"简、便、效、廉"的作用，得到了广大患者的认可。

（三）中药熏洗

中药熏洗是药力与热力共同产生作用，由外至内，由筋至骨，逐层深入，从而使营卫疏通，脉络、气血调畅，能使患部血管舒张，加速血液循环，改善局部组织的血液供应，加速水肿和炎症物质的吸收，从而减轻肿胀和疼痛。卢敏教授自拟的骨关节炎外洗方常用于膝痹病患者，药物组成：伸筋草 10g，透骨草 10g，路路通 10g，防风 10g，海桐皮 10g，威灵仙 10g，川芎 10g，花椒 5g，桂枝 5g，牛膝 10g，延胡索 10g。具体用法：将上药混合后放入盆中，加入 3000ml 清水，药物浸泡 30min 后用大火煮沸，再用文火煎煮，嘱患者暴露患膝，置于盆上 20cm 处开始熏蒸，约 40min 后停止加热，待药液热度降到患者能忍受时将药滓取出，用毛巾蘸取药液擦洗患膝约 10min，熏洗完成后注意膝关节保暖，并进行主动锻炼活动，每日熏洗 1 次。

（四）中药热敷、热熨

慢性筋骨疾病患者采用舒筋活络外敷包及活血安痛酊进行局部热熨疗效显著。舒筋活络外敷包及活血安痛酊均为我院院内自制剂，具体使用方法：先将药包置于微波炉中加热，待温度适宜后先取适量安痛酊均匀涂抹于患膝，再将外敷包贴于患膝皮肤进行热熨，持续热敷30min，每天1～2次。卢敏教授已完成该药相关的临床试验研究，结果表明此法具有良好的活血通络、祛风除湿效果。

（五）针灸推拿

卢敏教授依据中医学整体观念与辨证论治两大原则，针对阳虚寒凝型慢性筋骨疾病患者创立了一套温阳通痹手法。此法是运用温阳散寒、通经活络、蠲痹止痛的手法作用于关节及全身，祛邪与扶正兼顾，标本兼治，辨证医治阳虚寒凝型慢性筋骨疾病，达到柔筋正骨的目的。同时，卢敏教授经过40余年的摸索及验证，通过采用针刺膝痹六穴，即血海、梁丘、内膝眼、外膝眼、阴陵泉、阳陵泉，以达到补益肝肾，活血化瘀，祛痹止痛，疏利关节之功，从而发挥治疗膝痹之用，同时符合经筋理论对膝骨关节炎的指导作用。

（六）小针刀治疗

卢敏教授针对痛点固定、屈伸活动受限的患者常采用小针刀松解治疗，临床上可明显改善疼痛症状，提高关节运动功能。卢敏教授认为小针刀疗法是在中医理论指导下，借鉴现代医学外科手术原理的一种松解术，通过对关节周围"筋"的松解，配合手法及功能锻炼，达到筋柔的效果，同时可有效地恢复关节内外的力学平衡，从而达到调筋治骨的目的。

（七）支具治疗

针对膝骨关节炎患者出现的关节内翻、外翻畸形，屈伸挛缩等，支具治疗是一种很好的选择。膝关节支具是通过矫正下肢力线，改变膝关节的内外翻畸形，从而减轻患者疼痛症状，改善关节功能，延缓关节软骨的退变，减慢关节炎的进程。

（八）冲击波治疗

卢敏教授将现代冲击波治疗与传统针灸技术相结合，用特定的冲击波针刺探头，将较柔和的冲击波传递给人体组织，并结合传统中医的选穴方法，对慢性筋骨疾病起到了较好的治疗作用。卢敏教授指出，慢性筋骨疾病的病机为本虚标实，以肝肾亏虚为本，以气滞血瘀、风寒湿侵袭为标，故应补益肝肾，活血化瘀，祛痹止痛。根据其病机特点，治疗时所选穴位应与经络辨证一致。

（九）拉伸导引术

卢敏教授在马王堆导引术、五禽戏及现代功能锻炼方法基础上创立了一套整体的拉伸导引术，对慢性筋骨疾病的防治有良好的作用。如抱膝锻炼、坐位直膝、跪压法、背墙半蹲、股直肌等长收缩等一系列"以动养膝"的方法，通过在病房、门诊、社区及对口支援的县级医院推广，取得了良好的社会效应。

（十）冬病夏治三伏敷贴

该法是卢敏教授在膝痹病治疗上"治未病"思想的体现。此法主要用于证属阳虚寒凝型膝痹患者的治疗，是将制备好的敷贴在患者阳陵泉、血海、内膝眼、犊鼻、足三里5个穴位处进行贴敷治疗。通过穴位刺激及温热药物的协同作用，起到温阳散寒，增强机体御邪能力的效果，从而降低其在冬季的复发程度或次数，起到冬病夏治的目的。

（十一）膏方

膏方具有良好的治病、保健效果，用于防治慢性筋骨疾病常能收到奇效。湖南中医药大学第一附属医院已研发膏方10余年，每年膏方节为广大市民量体调方，取得了良好的临床疗效。卢敏教授根据慢性筋骨疾病久病必虚的特点研制出了健骨膏、膝痹膏，这些膏方具有扶正御邪，祛痹止痛之功效。

（十二）情志疗法

卢敏教授重视运用情志疗法治疗慢性筋骨疾病，门诊诊治过程中经常运用心理疏导、电话微信回访、专业心理干预等方法，使慢性筋骨疾病患者紧张、焦虑状态得到明显的改善，提高了慢性筋骨疾病的临床疗效。

第3章 医案精选

一、骨折

（一）锁骨骨折

【病例】刘某，女，6岁，2022年8月4日初诊。

主诉：右肩部肿痛畸形10天。

现病史：家属代诉10天前从沙发上摔下，右肩部着地，随即感右颈、右肩部疼痛，明显畸形，于某中医院就诊，X线片示右锁骨中外段骨折，予手法复位加外固定等对症治疗，现为进一步诊疗来我院门诊就诊。现见右锁骨外固定在位，肩关节活动尚可，纳寐可。舌红，苔薄白，脉缓涩。

既往史：既往体健。

专科检查：右侧锁骨外固定在位，压痛阳性，肩关节无畸形肿大。

中医诊断：骨折病，气滞血瘀证。

西医诊断：右侧锁骨骨折。

治则：活血化瘀，行气止痛。

内服方药：桃红四物汤加减。

桃　仁3g	红花5g	生地黄10g	白　芍15g
当　归10g	川芎10g	泽　兰10g	骨碎补10g
醋乳香3g	续断10g	甘　草5g	

7剂，水煎服，每天1剂，分2次温服。

其他治疗：嘱患者继续外固定，保持肩外展位，不能侧卧，并进行适当的功能锻炼，如右肘部屈伸、适度小臂前后旋转等动作，逐步增加动作幅度和右臂进行伸手指、握拳、环绕腕关节，若能耐受可进行捏小球等运动，以上功能锻炼持续15min，每天2～3次，建议首诊医院复诊。

按语：中医学中骨折病虽然是因暴力导致的外伤，但是在愈合过程中，如果机体存在气血不畅等情况，可以直接影响骨折的愈合，因此在治疗上主要采取疏通气血，活血化瘀等治疗方法，保证骨折处的营养，促进骨折尽快愈合，避免关节僵硬和创伤性关节炎的发生。锁骨骨折是临床上常见的骨科疾病，骨折后患者会出现局部肿胀、皮下瘀血、压痛和畸形等临床表现。骨折的愈合需要相当长的一段时间，在整个治疗的过程中，患者骨折部位的消肿，保证患肢血液正常循环，避免患侧肌肉出现萎缩是治疗的关键。

桃红四物汤最早见于元代王好古的《医垒元戎》，但直到清代柴得华的《妇科冰鉴》才首次对桃红四物汤作了详细记载，并与前记载有所区别，改熟地黄为生地黄，经典名方桃红四物汤至此真正形成，现代医学研究主要集中在活血化瘀，促进骨折愈合，调经镇痛等方面，临床应用多集中在骨伤科、妇科、内科等疾病。

基于以上，卢敏教授认为患者外伤致锁骨骨折，骨折部疼痛瘀青，不通则痛，虽脉象未见明显瘀象，但结合骨伤科"三期辨证"，是属损伤早期，故卢敏教授较少揣其舌脉之象，仍可明确诊断为气滞血瘀证，主以通法，治以行气活血，方药以桃红四物汤原方加骨碎补、续断以加强壮筋骨，续骨伤之功。且患者已经外固定复位，故嘱其在治疗后进行科学的功能康复训练，提高患者锁骨骨折恢复效果，以此作为该锁骨骨折患者的辨证治疗手段。

（二）肱骨外科颈骨折

【病例】谭某，女，64 岁，2022 年 9 月 8 日初诊。

主诉：右肩部肿痛伴活动受限 2 小时。

现病史：患者于 2 小时前摔倒后感右肩关节肿痛伴活动受限，于当地医院就诊，右肩关节正斜位片诊断为右肱骨粉碎性骨折，今为进一步治疗来我院就诊。现见右肩部疼痛，不能耐受，活动受限，精神状态一般，无恶寒发热，饮食正常，夜寐欠安，食欲食量良好，睡眠情况良好，体重无明显变化，大小便正常。

既往史：一般健康状况良好，否认高血压、冠心病、糖尿病等慢性疾病病史，否认手术、外伤史，否认输血史。预防接种史不详。

专科检查：右肩部肿胀重，肩周压痛、叩击痛明显，肩关节功能活动障碍，末梢血供感觉良好。

辅助检查：CT示右肱骨头下及肱骨大结节粉碎性骨折，合并周围软组织肿胀。

诊断：右肱骨外科颈骨折。

治则：接骨续筋，活血定痛。

内服方药：

牡丹皮 15g	赤 芍 15g	生 地 黄 15g	制草乌 15g
磁 石 15g	泽兰 10g	炙 没 药 10g	炙乳香 10g
骨碎补 10g	三七 10g	煅自然铜 10g	川续断 20g
延胡索 15g			

14剂，水煎服，每天1剂，分2次温服。

其他治疗：予收住院治疗14天，并于2022年9月15日在臂丛神经阻滞麻醉下行右肱骨外科颈骨折切开复位内固定术，术后予以抗感染、止痛、消肿等对症支持治疗。并嘱患者加强功能锻炼，按时屈伸肘、腕关节，舒缩上肢肌肉活动。

二诊：患者右肩部微肿，偶有痛感，夜寐差，二便调，舌质淡红，苔薄白，脉缓，治拟益气血，补肝肾，嘱练习肩关节各方向活动，活动范围循序渐进，每天10余次。

内服方药：

党 参 10g	黄 芪 30g	白 术 15g	当 归 10g
熟地黄 15g	川续断 10g	狗 脊 10g	五加皮 10g
鸡血藤 15g	红 花 15g	千年健 10g	伸筋草 10g
甘 草 10g			

14剂，水煎服，每天1剂，分2次温服。

三诊：患者右肩关节无肿胀、疼痛，复查X线片示骨痂生长，临床愈合，遂停用中药方剂，改服复骨健步丸促进骨折愈合。

治疗效果：经2个月余治疗，患者肩部疼痛消失，右肩关节活动自如，未见明显畸形，复查X线片示骨折解剖复位，骨痂生长良好。

按语：我国早在元代对肱骨外科颈骨折的分类和治疗就有一定的认识。如元代李仲南《永类钤方·骨伤科证治方药》载，"凡左右两肩或摸坠失落，若骨膀叉出在前，可用布带腕系在前，如出在后，腕系手在背后，若左出折向右肱，右出折向左肱，骨即人。接左摸右骼，接右摸左骼。"将此骨折分为向前、向后、向内成角三种类型，并介绍采用布袋悬腕与胸前或后背以矫正骨折的向前或向后成角的固定方法，以及采用内收骨折以矫正骨折向内成角的整复方法。明代《普济方·折伤门》及《证治准绳·疡医》均有类似的记载。

肱骨外科颈骨折是指肱骨解剖颈下 2～3cm 处骨折，又称肱骨上段骨折、膈骨肩端骨折、肩骨撅坠落等。肱骨外科颈位于解剖颈下 2～3cm，相当于大、小结节下缘与肱骨干的交界处，又为松骨质和密骨质的交界处，是应力上的薄弱点，常易发生骨折。紧靠肱骨外科颈内侧有腋神经向后进入三角肌肉内，臂丛神经、腋动静脉经过腋窝，骨折端严重移位时可合并神经血管损伤。本骨折以老年人较多见，亦可发生于儿童和壮年。

X 线片显示的内收型骨折，只能说明骨折侧方移位的情况，至于肱骨头有无旋转、嵌插、前后移位重叠畸形，还需进行肱骨头颈处轴位（如腋窝或穿胸位）X 线片才能进一步确诊。

肱骨外科颈骨折绝大多数都可经手法复位而治愈，包括部分陈旧性骨折在一个半月之内者，用手法复位加上述治疗方法仍可取得良好效果。即使骨折复位不够满意，但因肩关节活动较大，代偿能力强，若能注意早期恰当的功能锻炼，亦能取得良好的治疗效果。如青壮年陈旧性骨折，或未经手法复位，或手法复位不成功，严重影响肩关节活动功能，经过数月功能锻炼无改善者，可考虑手术治疗。对于肱骨外科颈骨折既要坚强有效地固定，又能适当进行肩关节活动，以免关节周围的软组织粘连，发生冻结肩。

卢敏教授认为：一诊患者以右肩肿痛、活动受限、夜寐差为主症，方选牡丹皮、赤芍，活血化瘀，消肿止痛，为伤科初期治疗之要药；三七活血止血，化瘀生新；骨碎补名如其用，碎骨可补之；自然铜，古人以为此药能如焊药，凡骨碎之处自然铜皆能焊接；草乌、延胡索，皆是止痛要药，正骨麻药方中必用此药；乳香、没药，乃伤科止痛活血之利刃，初伤疼痛，难以卧眠；磁石重镇以安魂魄，佐以生地黄凉血滋阴，防治心火内扰。二诊右肩肿痛缓解，选用黄芪、党参补中益气，中土得健运，为后天化生之源为君药；白术利腰脐血气；佐狗脊并五加皮，补肾亦补骨也；鸡血藤乃伤科之妙药，补血行血，且藤类兼有除痹痛之功用，单方配伍用之无有不效，恐学者不知，在此赘述。三诊症状明显好转，但本病为慢性疾病，遂停中药方剂，改服复骨健步丸以筋骨并重，气血调和，促进骨折愈合。

（三）桡骨远端骨折

【病例】龚某，男，54 岁，建筑工人，2022 年 9 月 16 日初诊。

主诉：右腕肿胀疼痛 3 小时。

现病史：患者自诉 3 小时前在工地工作时不慎摔倒致右腕肿胀疼痛，遂立即来我院急诊就诊，急诊行 X 线片检查后考虑诊断为"右桡骨远端骨折"并收住我科。现见右腕肿胀、疼痛，伴活动受限，无头痛头晕，胸腹疼痛，恶寒发热等，饮食正常，夜寐安，体重无明显变化，大便正常，小便正常。

既往史：9 岁时右手小拇指被打谷机绞碎，现右小拇指缺如，一般健康状况良好，否认高血压、冠心病、糖尿病等慢性疾病病史，否认手术史，否认输血史。预防接种史不详。

专科检查：右腕部肿胀疼痛，稍有压痛，皮温稍高，右腕关节活动受限，手指运动、感觉可，右前臂无明显短缩。右颊部可见片状皮肤擦伤。

辅助检查：X 线片示右肘关节未见明显错位性骨折征象，右侧桡骨远端骨折，右手第 5 指骨远、中、近指节缺如，所示周围软组织明显肿胀，建议 MRI/CT 检查。

诊断：右桡骨远端伸直型骨折。

治则：活血化瘀，续骨息痛。

手法复位与固定：患者坐位，肘部屈曲 90°，前臂中立位。一助手把住上臂，医者两拇指并列置于远端背侧，其余四指置于其腕部，扣紧大小鱼际肌，先顺势拔伸 2～3min，待重叠移位完全纠正后，将远段旋前，并利用牵引力，骤然猛抖，同时迅速尺偏掌屈，使之复位。腕部畸形消失，意味复位成功。在骨折远端背侧和近端掌侧分别放一平垫，然后放上夹板，夹板上端达前臂中、上 1/3，桡、背侧夹板下端应超过腕关节，限制手腕的桡偏和背伸活动，然后扎上 3 条布带，复查 X 线片见骨折解剖复位，最后将前臂悬挂胸前，保持固定约 8 周。

内服方药：

当　归15g	土鳖虫15g	丹　参15g	苏　木10g
桃　仁15g	泽　兰10g	炙没药10g	炙乳香10g
骨碎补15g	大　黄10g	自然铜10g	川续断20g
延胡索15g	红　花10g	甘　草10g	

14 剂，水煎服，每天 1 剂，分 2 次温服。

二诊：患者右腕肿胀、疼痛减轻，纳可，寐差，二便调，舌质暗红，苔薄白，脉弦紧。调整患肢夹板固定松紧度，用三角巾悬吊患肢于胸前。予原方继续服用 14 剂。

治疗效果：固定 6 周，腕部疼痛消失，腕部活动基本自如，无畸形，复查 X 线片示骨折临床愈合，解除固定后，做腕关节屈伸、旋转和前臂旋转锻炼。

按语：桡骨下端骨折是指桡骨远侧端 3cm 范围内的骨折，又称辅骨下骨折、桡骨远端骨折。明代朱橚所著《普济方·折伤门》首先记载了伸直型桡骨下端骨折移位的特点和采用超腕关节夹板固定方法。清代胡廷光编《伤科汇纂》则将骨折分为向背侧移位和向掌侧移位两种类型，并采用合理的整复和固定。桡骨下端膨大，其横断面近似四方形，由松质骨构成，松质骨与坚质骨交界处为应力上的弱点，故此处容易发生骨折。

本病例系一桡骨下端骨折，为间接暴力所致，跌倒时躯干向下的重力与地面向上的反作用力交集于桡骨下端而发生骨折。骨折是否有移位与暴力的大小有关。根据受伤姿势和骨折移位的不同，可分为伸直型和屈曲型两种。跌倒时腕关节呈背伸位，手掌先着地，可造成伸直型骨折。伸直型骨折远段向背侧和桡侧移位，桡骨远端关节面改向背侧倾斜，向尺侧倾斜减少或完全消失，甚至形成相反的倾斜。如合并尺骨茎突骨折，在临床上比较常见。治疗时要注意桡骨远端与腕骨关系，其背侧边缘长于掌侧，故关节面向掌侧倾斜 10°～15°，桡骨下端内侧缘切迹与尺骨头形成下尺桡关节，切迹的下缘为三角纤维软骨的基底部附着，三角软骨的尖端起于尺骨茎突基底部。前臂旋转时桡骨沿尺骨头回旋，而以尺骨头为中心。桡骨下端外侧的茎突，较其内侧长 1～1.6cm，故其关节面还向尺侧倾斜 20°～25°。这些关系在骨折时常被破坏，在整复时应尽可能恢复正常解剖。桡骨下端骨折虽是一种简单常见的损伤，但易发生多种并发症，如胸部神经损伤、拇长伸肌腱断裂、骨萎缩、肩手综合征、骨折畸形愈合等，临床施治时应注意。在 20 岁以前，桡骨下端骨骺尚未融合，可发生骺离骨折，不应忽略。

卢敏教授认为：患者因外伤后右腕肿痛，活动受限，治拟化瘀消肿，续骨息痛。选用骨碎补活血续伤，补肾强骨；苏木活血疗伤，祛瘀通经；川续断补益肝肾，强筋健骨，疗伤续折共为君药。延胡索活血行气而止痛；自然铜散瘀止痛，接骨疗伤；桃仁活血祛瘀；泽兰活血消肿而止痛；土鳖虫破血逐瘀，续筋接骨；丹参活血祛瘀止痛；当归补血活血止痛；大黄消肿逐瘀；炙没药、炙乳香活血止痛，消肿生肌共为臣药。甘草缓急止痛，调和诸药为佐使药。

（四）股骨转子间骨折

【病例】付某，女，74 岁，2022 年 10 月 15 日初诊。

主诉：右髋关节疼痛活动受限 3 天。

现病史：患者自诉 3 天前的早晨 6 时许，在家门口散步时摔倒致右髋疼痛，在当地某医院拍 X 线片提示右股骨颈骨折，今来我院求治。现见右髋关节疼痛，活动受限。患者精神状态一般，无寒热咳嗽，饮食正常，二便可，夜寐欠安。

既往史：健康状况一般。伤前有腰背痛病史，腰椎间盘突出症、椎管狭窄；高血压（高逾 180/90mmHg）病史 20 余年，服用硝苯地平缓释片和厄贝沙坦氢氯噻嗪片；有冠心病和高脂血症病史，服用铝镁匹林片、普伐他汀片；有上消化道出血病史，有肠息肉手术史；预防接种史不详。

专科检查：右髋轻度肿胀，股骨粗隆区压痛（＋），腹股沟中点区深部压痛（±），右下肢纵向叩痛（＋），伤肢末端感觉运动正常，血供正常。

辅助检查：2022 年 10 月 14 日邵阳市某医院骨盆正侧位、腰椎正侧位 X 线片示，右侧股骨颈基底部骨折，请结合临床及三维检查；$L_{1\sim3}$ 椎体凹形压缩性改变；L_4 椎体轻度滑脱，腰椎退变。

诊断：股骨颈骨折、高血压、冠状动脉粥样硬化性心脏病、高脂血症。

手法复位与固定：患者仰卧，助手固定骨盆，医者握其腘窝，并使膝、髋均屈曲 90°，向上牵引，纠正缩短畸形。然后伸髋内旋外展以纠正成角畸形，并使折面紧密接触。复位后可做手掌试验，如患肢外旋畸形消失，表示已复位。用轻重量的皮肤牵引固定 8 周，固定期间嘱患者做到三不，即不盘腿，不侧卧，不下地负重。

内服方药：当　归 15g　　土鳖虫 15g　　丹　参 15g　　苏　木 10g

桃　仁 15g　　泽　兰 10g　　炙没药 10g　　炙乳香 10g

骨碎补 15g　　大　黄 10g　　自然铜 10g　　川续断 20g

延胡索 15g　　红　花 10g　　甘　草 10g

14 剂，水煎服，每天 1 剂，分 2 次温服。

其他治疗：嘱患者积极进行患肢股四头肌的收缩活动，以及踝关节和足趾关节的屈伸功能锻炼，以防止肌肉萎缩，关节僵硬及骨质脱钙现象。

二诊：患者右髋疼痛减轻，活动受限，纳可，寐差，二便调，舌质暗红，苔薄白，脉弦紧。调整患肢皮肤牵引固定，治拟舒筋活络，补养气血，接骨续筋。

内服方药：当归 15g　　赤　芍 15g　　川　芎 15g　　生地黄 10g

杜仲 15g　　川续断 10g　　骨碎补 10g　　五加皮 10g

红花 15g　　牛　膝 15g　　陈　皮 10g　　紫荆藤 20g

甘草 10g

14 剂，水煎服，每天 1 剂，分 2 次温服。

三诊：患者右髋疼痛、肿胀进一步减轻，纳可，寐差，二便调，舌质淡红，苔薄白，脉迟缓。治拟补益肝肾，强壮筋骨。

内服方药：党　参 15g　　黄　芪 30g　　白术 15g　　当归 10g

熟地黄 15g　　川续断 10g　　狗脊 10g　　龟甲 10g

　　鸡血藤 15g　　　红　花 15g　　　陈皮 10g　　　茯苓 20g

　　肉　桂 15g　　　甘　草 10g

　　　　　　　　14 剂，水煎服，每天 1 剂，分 2 次温服。

　　治疗效果：固定 8 周，髋部疼痛消失，活动基本自如，无畸形，嘱逐渐加强患肢髋、膝关节的屈伸活动，并可扶双拐不负重下床活动。

　　按语：股骨转子间骨折是以老年人群为主体的病种，近几年来其发病率已成倍增长，大量资料表明骨强度降低是股骨转子间骨折的主要原因，骨质疏松形成机制和治疗预防的研究，对于减少骨折发病具有重要意义。另外，股骨转子间骨折发病的平均年龄达 60 岁以上，老年人肝肾亏竭，骨枯髓减而足不任身，是导致骨折的内在依据，而轻微的外力作用是诱因。

　　卢敏教授认为：一诊患者因外伤后右髋疼痛，活动受限，治拟化瘀消肿，续骨息痛。选用骨碎补活血续伤，补肾强骨；苏木活血疗伤，祛瘀通经；川续断补益肝肾，强筋健骨，疗伤续折共为君药。延胡索活血行气而止痛；自然铜散瘀止痛，接骨疗伤；桃仁活血祛瘀；泽兰活血消肿而止痛；土鳖虫破血逐瘀，续筋接骨；丹参活血祛瘀止痛；当归补血活血止痛；炙没药、炙乳香活血止痛，消肿生肌共为臣药。甘草缓急止痛，调和诸药为佐使药。二诊患者患肢皮肤牵引固定，右髋肿胀减轻。中期治拟舒筋活络，补养气血，接骨续筋。选用骨碎补活血续伤，补肾强骨；川续断补益肝肾，强筋健骨，疗伤续折共为君药。当归补血活血止痛；赤芍活血散瘀止痛；川芎活血行气而止痛；生地黄清热凉血生津；杜仲补肝肾，强筋骨；牛膝活血通经，补肝肾，强筋骨；五加皮补肝肾，强筋骨；红花活血通经，散瘀止痛；紫荆藤舒筋活络共为臣药。甘草缓急止痛，调和诸药为佐使药。三诊患者右髋肿胀进一步减轻。后期治拟补益肝肾，强壮筋骨。选用党参补脾肺气，补血生津；黄芪补气血健脾；白术益气健脾；川续断补益肝肾，强筋健骨，疗伤续折共为君药。当归补血活血止痛；熟地黄补血养阴，填精益髓；狗脊补肝肾，强腰膝；鸡血藤行血补血，舒筋活络；红花活血通经，散瘀止痛；陈皮、茯苓理气健脾；龟甲滋阴潜阳，益肾健骨；肉桂补肾助阳，温经止痛共为臣药。甘草调和诸药为佐使药。

（五）股骨干骨折

【病例】李某，女，4 岁，2015 年 4 月 11 日初诊。

主诉：左大腿部疼痛、畸形，活动障碍约 2 天。

现病史：患儿家属代诉患儿 2 天前从高处坠落，伤及左大腿及头面部，致左大腿肿胀、畸形、疼痛，活动障碍，不能行走，表皮无破损流血，急送往当地医院就诊，完善相关检查提示，右顶枕区脑挫裂伤、左股骨干骨折。急转入某医院急诊神经外科治疗，经治疗患者病情平稳，现为治疗左股骨干骨折特转来我院继续治疗。现见左大腿疼痛、肿胀、活动受限，食纳可，夜寐欠安，大小便可。舌质红，苔薄，脉弦。

既往史：素体弱易感，好动，无食物药物过敏史。

专科检查：左大腿肿胀、畸形，活动障碍，局部可扪及骨擦感，伤肢远端血供及感觉可，右眼部、上额部及面颊见 3cm×4cm 大小擦伤。

辅助检查：外院 X 线片示左股骨干骨折。头颅 CT 示右顶枕区脑挫裂伤。我院 X 线片示骨盆骨折，左股骨干粉碎性骨折，疑左尺骨茎突撕脱骨折。

中医诊断：骨折病，气滞血瘀证。

西医诊断：左股骨干骨折、颅脑损伤（右顶枕区脑挫裂伤）、头面部擦伤。

治则：活血化瘀，行气止痛。

内服方药：桃红四物汤加减。

桃　仁 10g	红　花 10g	生地黄 10g	赤芍 15g
当归尾 10g	骨碎补 20g	土鳖虫 10g	泽兰 10g
薏苡仁 20g	川牛膝 10g	乳　香 10g	没药 10g

　　　　　　　　　7 剂，水煎服，每天 1 剂，分 2 次温服。

其他治疗：予患者左大腿小夹板固定及悬吊牵引并定期复查 X 线片，适当调整位置，并予西药护脑、抗感染、消肿及对症支持治疗。

治疗效果：3 周后复查 X 线片，患者左大腿无明显肿胀，继续维持夹板固定。明显骨痂形成；2 个月后已下地行走，活动正常，无畸形。

按语：股骨干骨折是指股骨小转子下 2～5cm 至股骨髁上 2～5cm

之间的股骨骨折。股骨干骨折属中医学骨折病范畴，中医学对股骨干骨折早有记述，《左传》就记载了"卫折股"的事件。《医宗金鉴·正骨心法》解释："大楗骨，一名髀骨，上端如杵，入于髀枢之臼，下端如锤，接于骺，统名曰股，乃下身两大肢之统称也，俗名大腿骨。"股骨是人体中最长的管状骨。股骨干骨折为临床常见骨折，占全身骨折的4%～6%，可发生于任何年龄，但儿童和青壮年患者为多，男性多于女性，左右侧差别大致相等。中医治疗骨折具有独特的优势，主要方法包括：手法（正骨手法、理筋手法），药物（中药内服、中药外敷法），固定（夹板外固定），练功。本病例为4岁幼儿，处于生长发育时期，恢复力强，且为长骨干骨折，无骨骺损伤，若手术解剖复位则副作用较大。卢敏教授考虑行中医特色治疗，追求功能复位。经手法复位后，悬吊牵引固定，复查 X 线片示骨折端对位对线可，每天根据情况调节位置。经治疗，2个月后患者骨折已愈合，已下地行走，双下肢无长短畸形。

（六）髌骨骨折

【病例】 王某，男，70岁，2022年10月28日初诊。

主诉：左膝关节肿痛5小时。

现病史：患者于2022年10月28日下午2时脚滑摔倒，左膝跪地致关节肿痛，活动不利，前往我院急诊就诊，完善检查 X 线片示左髌骨骨折，遂住院治疗。现见左膝关节肿痛，活动不利，精神状态一般，无恶寒发热，饮食正常，夜寐安，食欲食量良好，睡眠情况良好，体重无明显变化，大便正常，小便正常。

既往史：一般健康状况良好，有高血压病史，规律服用苯磺酸左氨氯地平片2.5mg控制血压，2008年外院结肠癌根治手术，否认输血史。预防接种史不详。

专科情况：左膝关节肿胀，髌骨断端分离、空虚，患肢肢体远端血供、感觉、运动可。

辅助检查：X 线片示左髌骨骨折。

诊断：髌骨骨折、高血压病2级（高危）。

治则：化瘀消肿，续骨息痛。

手法复位与固定：患者平卧，膝微屈曲，容易使关节面恢复正常解剖位置。医者站于患侧，一手拇指及食指、中指捏挤远端向上推，并固定之；另一手拇指、食指及中指捏挤近端上缘的内外两侧向下推挤，使骨折断端接近。经上述手法，骨折远近端对位良好，即可暂时固定。经整复满意后，置患膝于托板上，膝关节后侧及髌骨周围衬好棉垫，将抱膝圈套于髌骨周围，固定带分别捆扎在后侧托板上，保持固定4～6周。

内服方药：

当　归 15g	土鳖虫 15g	丹　参 15g	苏　木 10g
桃　仁 15g	泽　兰 10g	炙没药 10g	炙乳香 10g
骨碎补 15g	牛　膝 15g	自然铜 10g	川续断 20g
延胡索 15g	三　七 10g	甘　草 10g	

14 剂，水煎服，每天 1 剂，分 2 次温服。

二诊：患者左膝肿痛减轻，活动受限，纳可，寐差，二便调，舌质暗红，苔薄白，脉弦紧。患侧抱膝圈固定良好，左膝部肿胀减轻。治拟和营生新，接骨续筋。

内服方药：

当归 15g	赤　芍 15g	川　芎 15g	生地黄 10g
杜仲 15g	川续断 10g	骨碎补 10g	五加皮 10g
红花 15g	牛　膝 15g	陈　皮 10g	独　活 20g
木香 10g	香　附 10g	伸筋草 10g	甘　草 10g

14 剂，水煎服，每天 1 剂，分 2 次温服。

治疗效果：固定 6 周后膝部肿痛完全消失，膝关节部活动基本自如，复查 X 线片后，骨折临床愈合，拆除固定。

按语：髌骨系人体中最大的籽骨，呈三角形，属于关节内骨折。髌骨又称连骸骨，俗称膝盖骨。《素问·骨空论》曰，"膝解为骸关，侠膝之骨为连骸。"《说文》曰，"髌，膝端也。"明清以后，对髌骨的解剖生理和骨折后症状论说更详。《医宗金鉴·正骨心法》载，"膝盖骨及连骸，亦名髌骨。形圆而扁，覆于楗骱上下两骨之端。内面有筋联属。"又说，"膝盖骨覆盖于楗骱二骨之端，本活动物也。若有所伤，非骨体破碎，即离位而突出于左右，虽用手法推入原位，但步履行止，必牵动于彼，故用抱膝之器以固之，庶免复位，而遗跛足之患也。"更进一步说明了骨折后的症状、治疗和预后。髌骨呈倒三角形，底边在上而尖端在下，后面为一较厚的软骨面，常达7mm。股四头肌腱及髌韧带组成伸膝装置。髌骨有保护膝关节、增强股四头肌力量、伸直膝关节最后10°～15°滑车作用。因此，除不可整复的粉碎骨折外，应尽最大能力保留髌骨，绝不可轻易采用髌骨切除术。髌骨骨折多见于成年人和老年人，儿童少见。

髌骨骨折多由直接暴力或间接暴力造成，以后者多见。直接暴力所致者，多呈粉碎性骨折，髌骨两侧的股四头肌筋膜及关节囊一般尚完整，对伸膝功能影响较少；间接暴力所致者，由于膝关节在半屈曲位时跌倒，为了避免倒地，股四头肌强力收缩，髌骨与股骨滑车顶点密切接触成为支点，髌骨受到肌肉强力牵拉而骨折，骨折线多呈横行。髌骨两旁的股四头肌筋膜和关节囊的破裂，两骨块分离移位，伸膝装置受到破坏，如不正确治疗，可影响伸膝功能。

不管哪一种方法治疗髌骨骨折，其最终的目的是维持复位直至骨折愈合。能够进行早期膝关节活动锻炼，以防止术后膝关节僵直，减少致残率，这是评价各种治疗方法的标准。这就要求内固定必须有足够的强度以抵抗在早期术后膝关节伸屈活动中产生的弯曲力及牵张力。尽管早期应用钢丝（环形或矩形）和螺丝钉或两者结合治疗髌骨骨折是一种古老的方法，取得了一定的临床效果，但自从AO应用张力带原则内固定治疗髌骨骨折以来，一直被人们认为是一种较好的内固定方法。近年来外固定器的不断发展，解决了髌骨骨折治疗中的很多问题，但是对于一些粉碎型等复杂骨折还有待于继续研制更好的治疗方法。

卢敏教授认为：一诊患者因外伤后左膝肿痛，活动受限，治拟化瘀消肿，续骨息痛。选用骨碎补活血续伤，补肾强骨；苏木活血疗伤，祛瘀通经；川续断补益肝肾，强筋健骨，疗伤续折共为君药。延胡索活血行气而止痛；自然铜散瘀止痛，接骨疗伤；三七活血定痛，化瘀止血；牛膝活血通经，补肝肾，强筋骨；桃仁活血祛瘀；泽兰活血消肿而止痛；土鳖虫破血逐瘀，续筋接骨；丹参活血祛瘀止痛；当归补血活血止痛；炙没药、炙乳香活血止痛，消肿生肌共为臣药。甘草缓急止痛，调和诸药为佐使药。二诊患者患侧抱膝圈固定，左膝部肿胀减轻。治拟和营生新，接骨续筋。选用骨碎补活血续伤，补肾强骨；川续断补益肝肾，强筋健骨，疗伤续折共为君药。当归补血活血止痛；赤芍活血散瘀止痛；川芎活血行气而止痛；生地黄清热凉血生津；杜仲补肝肾，强筋骨；五加皮补肝肾，强筋骨；红花活血通经，散瘀止痛；陈皮理气健脾；独活通络止痛；牛膝活血通经，补肝肾，强筋骨；木香行气止痛；香附理气止痛；伸筋草舒筋通络共为臣药。甘草缓急止痛，调和诸药，为佐使药。

（七）胫腓骨干骨折

【病例】邹某，男，32 岁，2022 年 10 月 10 日初诊。

主诉：左小腿肿痛，活动受限 8 天。

现病史：患者自诉 10 月 2 日凌晨 0 时左右骑共享电动车途经浏阳河大道附近路口，因没有路灯，天黑视野不清撞上阻止机动车通过的路障摔倒致左侧小腿肿痛，活动受限。未自行处理，于 10 月 2 日凌晨 0 时 44 分前往湖南某医院住院治疗，住院期间予以烟酸注射液静脉滴注每 12 小时 1 次；布洛芬注射液静脉滴注每 12 小时 1 次；口服瘀血痹片每天 3 次等对症支持治疗，今为进一步治疗转我院就诊。现见左小腿肿胀疼痛，活动受限，精神状态良好，无恶寒发热，饮食正常，夜寐安，食欲食量良好，睡眠情况良好，体重无明显变化，二便正常。

既往史：一般健康状况一般，否认高血压、冠心病、糖尿病等慢性疾病病史，否认手术、外伤史，否认输血史。预防接种史不详。

专科情况：左下肢石膏固定有效，左小腿肿胀，肤温不高，压痛阳性，左膝前部可见皮肤破损，已结痂，无渗血，左下肢活动障碍，肢端末梢血供感觉良好。

辅助检查：2022 年 10 月 2 日胫腓骨 CT、肺部 CT、胸部 CT 未见明显异常，肝右叶性低密度灶，性质待定，左胫骨中段骨折外固定后，左小腿软组织挫伤。

诊断：左胫骨骨折、左膝关节损伤、多处皮肤破损、脂肪肝。

治则：活血祛瘀，通络止痛。

内服方药：

当归尾 15g	土鳖虫 15g	丹　参 15g	苏　木 10g
桃　仁 15g	泽　兰 10g	炙没药 10g	炙乳香 10g
骨碎补 15g	枳　壳 15g	自然铜 10g	川续断 20g
鸡血藤 15g	红　花 30g	三　七 10g	甘　草 10g

14 剂，水煎服，每天 1 剂，分 2 次温服。

二诊：患者右小腿肿胀疼痛减轻，活动受限，纳可，寐差，二便调，舌质暗红，苔薄白，脉弦紧。治拟和营生新，接骨续筋。

内服方药：

当　归 15g	赤　芍 15g	川　芎 15g	生地黄 10g
杜　仲 15g	川续断 10g	骨碎补 10g	五加皮 10g
红　花 15g	牛　膝 15g	桑寄生 10g	苍　术 20g
伸筋草 10g	甘　草 10g		

14 剂，水煎服，每天 1 剂，分 2 次温服。

治疗效果：2022 年 11 月 18 日复查左胫腓骨正侧位片示左侧胫骨中段骨折，断端稍错位，周围软组织肿胀，大致同前，建议复查。后续随访 2 个月，患者肿痛已消，活动基本自如。

按语：胫腓骨干骨折临床上最常见，若处理不当可造成畸形愈合，而其下 1/3 段血液供给差，骨折后极易发生迟延愈合或不愈合，需引起注意。当骨折整复固定后，可因患足重力的作用而使骨折远端向后及外旋移位，因此，在胫腓骨骨折整复固定后，应主要注意以下几个问题：①抬高患肢。伤肢小腿部垫枕或沙袋，使其抬高约 30°，在仰卧时伤肢高出心脏水平，有利于静脉回流，促进肿胀消退。②观察伤肢的血供与功能。胫腓骨干骨折，由于组织的损伤和部分血管断裂出血，小腿肿胀已很明显，加之整复固定的再损伤，可使肿胀进一步加重。在伤肢整复固定后，要注意观察小腿的肿胀情况和患者的反应，若发现患足肿胀，足趾青紫、发凉、麻木，不敢活动，患者反映疼痛难忍，可能为小夹板捆扎过紧或石膏固定太紧所致，应立即给予松解。家属除注意以上情况外，还应密切观察患足的活动情况，若发现伤肢踝关节不能上翘，常提示腓总神经可能损伤，应立即告知医生进行检查处理。③随时调节夹板绷带的松紧。在小夹板外固定后的第 1 周，由于骨折和整复的损伤，患肢小腿继续肿胀，夹板内压不断上升，应根据小腿肿胀情况，每天调整小夹板捆扎绷带1～2次，以防伤肢因绷带捆扎过紧而缺血坏死。伤后第2周，患肢小腿肿胀不断消退，夹板内压逐渐下降，亦应每1～2天调整捆扎绷带1次，以免因绷带过松而使小夹板失去固定效应，发生骨折再移位。第3周后，夹板内压趋于稳定，可每隔2～3天检查调整1次。④定期摄片检查。整复固定后的第1周内，应透视或摄片检查2～3次，以后应定期复查。若发现骨折再移位，应及时矫正。⑤观察伤肢局部情况。石膏外固定的患者，应以伤肢在石膏内舒适为度。若患者稍活动患肢便觉骨折处疼痛，甚至感到有骨擦音或异常活动（非关节处的类似关节活动），说明石膏处固定已无效，应告知医生更换。若家属或患者发现伤肢小腿外形有异（如骨折处向前、向内突起成角），亦应请医生处理。家属也可用两枕分别垫于骨折部的上、下方，将小腿后外侧置于两枕之上，其畸形即可逐渐矫正。⑥功能锻炼。骨折整复固定后，患者即可进行伤肢肌肉收缩活动，如股四头肌收缩（绷紧大腿，使髌骨移动）和小腿肌收缩（空蹬足后跟）等活动。同时，可活动未固定的关节，如踝关节、跖趾关节及趾间关节的屈伸活动。超膝、踝石膏外固定者，亦应进行伤肢肌肉收缩，其活动量可适当加大。稳定性骨折固定2周后，可试行抬腿屈膝练习；不稳定性骨折一般应推迟2～3周后方可进行上述练习。应当指出，一切练习均应在无痛、无不适的前提下进行，待到骨折达临床愈合（摄X线片证实）后，方可扶拐下地锻炼。

卢敏教授认为：一诊患者因车肇事，外伤后右小腿肿胀疼痛，治拟活血祛瘀，通络止痛。选用骨碎补活血续伤，补肾强骨；苏木活血疗伤，祛瘀通经；川续断补益肝肾，强筋健骨，疗伤续折共为君药。自然铜散瘀止痛，接骨疗伤；三七活血定痛，化瘀止血；桃仁活血祛瘀；泽兰活血消肿而止痛；土鳖虫破血逐瘀，续筋接骨；丹参活血祛瘀止痛；当归尾补血活血止痛；枳壳活血行气，通经止痛；炙没药、炙乳香活血止痛，消肿生肌共为臣药。甘草缓急止痛，调和诸药为佐使药。二诊患者肿痛已轻，当以续筋接骨为法，故以骨碎补活血续伤，补肾强骨；川续断补益肝肾，强筋健骨，疗伤续折共为君药。当归补血活血止痛；赤芍活血散瘀止痛；川芎活血行气而止痛；生地黄清热凉血生津；杜仲补肝肾，强筋骨；五加皮补肝肾，强筋骨；红花活血通经，散瘀止痛；牛膝活血通经，补肝肾，强筋骨；桑寄生补肝肾，强筋骨；苍术燥湿健脾；伸筋草舒筋通络共为臣药。甘草缓急止痛，调和诸药为佐使药。

（八）踝部骨折

【病例】张某，男，38岁，湖南省长沙市人，职工，2019年3月23日初诊。

主诉：右踝部肿痛、活动不利5小时。

现病史：患者自诉于当日下午14时58分左右在家所住小区提重物下楼梯时，因楼道光线暗致脚下踩空，即致右踝关节肿胀疼痛，无法行走，稍作休息后，仍无法站立，踝关节屈伸活动不利，易觉乏力，纳差，寐安，大小便正常。舌暗红，苔白，脉弦涩。

既往史：否认其他病史，否认食物及药物过敏史。

专科检查：右踝关节周围肿胀，压痛，跖屈背伸受限，右足背动脉及右胫后动脉搏动正常。趾端血供及感觉正常。

辅助检查：2019年3月23日我院急诊外科X线片示右胫骨下段粉碎性骨折，骨折波及右踝关节面，必要时CT检查。

诊断：踝部骨折。

手法复位固定：患者平卧屈膝，在麻醉下一助手用肘抱住其大腿，医者握其足跟和足背作顺势拔伸，外翻损伤使踝部内翻，内翻损伤使踝部外翻，纠正内、外翻畸形。对于内踝、外踝骨折，待重叠及后上移位的骨折远端牵下后，医者用拇指由骨折线分别向上、下轻推，以解脱嵌入骨折裂隙内的韧带或骨膜。取夹板5块，分别在前内侧板、前外侧板、后侧板、内侧板和外侧板，先在内外踝的上方各放一塔形垫，下方各放一梯形垫，用5块夹板进行固定。其中内、外、后板上自小腿上1/3，下平足跟，前内侧及前外侧夹板较窄，其长度上起胫骨结节，下至踝关节上。夹板必须塑形，使内翻骨折固定在外翻位，使外翻骨折固定在内翻位。最后可加用踝关节活动夹板，将踝关节固定于90°位置6周。

内服方药：

当　归 15g	土鳖虫 15g	丹　参 15g	苏　木 10g
桃　仁 15g	泽　兰 10g	炙没药 10g	炙乳香 10g
骨碎补 15g	牛　膝 15g	自然铜 10g	川续断 20g
延胡索 15g	三　七 10g	赤　芍 10g	海桐皮 10g
甘　草 10g			

14 剂，水煎服，每天 1 剂，分 2 次温服。

二诊：右踝关节疼痛较前缓解，肿胀明显消除。调整夹板固定，右踝关节跖屈背伸活动受限，右足背动脉搏动正常。大小便无异常，舌淡红，苔薄白，脉弦。续用前方 7 剂，肿胀疼痛持续好转。

按语：踝部骨折是骨伤科一种较常见的骨折。骨折可以表现为外踝的无移位骨折，也可是三踝骨折伴距骨脱位。有的骨折严重，而韧带（内、外侧副韧带及下胫腓韧带）无明显损伤，有的则骨折并不严重，却见韧带严重损伤，损伤程度有很大差异。临床治疗应以闭合复位为主，尽量达到解剖复位，同时处理韧带损伤，采用适当的固定，适时功能锻炼，尽量缩短外固定时间。本案虽属于关节内骨折，手法复位后骨折对线对位良好，采用保守治疗，治疗兼顾内外，注重功能锻炼，充分体现了动静结合、筋骨并重、内外兼治、局部与整体的有机结合的中医骨伤理念，获得了满意疗效。

《医学正传·诸气》云："夫人身之正气，与血为配，血行脉中，气行脉外……气血并行，周流乎一身之中，灌溉乎百骸之内，循环无端，运气不悖，而为生生不息之妙用也。"本案因骨折后骨断筋离，离经之血便是瘀，加之患者气虚体质，气虚则推动无力，久而成瘀，结合患者舌苔脉，选用活血止痛汤加减，方中当归补血兼活血，赤芍活血化瘀，加以三七、土鳖虫活血逐瘀，乳香、没药行气散瘀，甘草调和诸药，如此药证合拍，收获良效。整复固定后，在保持有效夹板固定的情况下，应鼓励患者积极主动进行背伸踝部和足趾活动，辅以被动活动。被动活动时，术者一手握紧内、外侧夹板，另一手推前足，只做背伸和跖屈，不做旋转或翻转活动，3～4 周后调整外固定体位为中立位（即功能位）固定，并配合对踝关节周围的软组织进行手法按摩，理顺筋络，至骨折临床愈合。

（九）骨盆骨折

【病例】 易某，女，45 岁，2022 年 9 月 10 日初诊。

主诉：左髋部疼痛，活动受限 2 小时余。

现病史：患者自诉于 2022 年 9 月 10 日上午约 10 时，因车祸伤致左髋部疼痛，活动障碍，否认昏迷呕吐情况，拨打 120 送我院急诊，经急诊外科 CT 等检查提示骨盆骨折，髋臼骨折，腰椎压缩性骨折。急诊以"骨盆骨折"收入院。现见患者精神状态欠佳，左髋部疼痛，活动障碍，无恶寒发热，近期饮食正常，食欲食量一般，睡眠情况一般，体重无明显变化，二便正常。

既往史：2020 年 1 月于我院行腹腔镜下多发子宫肌瘤剔除术加宫颈活检术。高血压病史 3 年余，2 型糖尿病病史 2 年余，具体用药不详，控制情况不详。否认冠心病等疾病病史，否认外伤史，否认输血史。预防接种史不详。

专科检查：神志清楚，无头晕头痛；导尿管在位，引出黄色尿液；左髋部肿胀，无瘀斑瘀点，左侧髂嵴压痛，骨盆分离挤压试验（＋），左下肢远端感觉血供可，无肿胀麻木；右下肢未见异常。腹部无压痛及反跳痛，无腹肌紧张；脊柱于 L_1 椎体压痛，翻身受限。全身多处皮肤擦伤，可见少量渗血。

辅助检查：2022 年 9 月 10 日骨盆正位片示左侧髂骨，坐骨下肢，髋臼多发骨折。头颅 CT 平扫未见明显异常，全组鼻旁窦炎表现。颈椎退变，$C_{5\sim6}$ 椎间盘后突；L_1 压缩骨折；脂肪肝，胆囊多发结石；左侧耻骨上支、下支及左侧髂骨翼多发骨折。

诊断：骨盆骨折、髂骨骨折、耻骨分支骨折、左髋臼骨折、腰椎压缩性骨折。

治则：活血化瘀，行气止痛。

内服方药：

当　归 10g	三七 10g	丹　参 10g	苏　木 10g
桃　仁 15g	泽兰 10g	炙没药 10g	炙乳香 10g
骨碎补 10g	赤芍 10g	自然铜 10g	川续断 15g
延胡索 15g	血竭 2g	甘　草 5g	

14 剂，水煎服，每天 1 剂，分 2 次温服。

其他治疗：予以羟乙基淀粉、复方氯化钠补液扩容，七叶皂苷钠消肿，法莫替丁护胃，地佐辛注射液活血化瘀止痛，苯磺酸左氨氯地平片剂降血压；大黄胶囊合开塞露灌肠剂润肠通便，达格列净片剂控制血糖等对症支持治疗。中医予以穴位贴敷、手指点穴、灸法通便。中医辨证为气滞血瘀，以活血化瘀，行气止痛为治法，方用桃红四物汤加减。待病情稳定后于 2022 年 9 月 15 日在全身麻醉下行骨盆骨折切开复位内固定加植骨术，术中使用自体血回输，麻醉满意，手术顺利，安返病房，术后西药予头孢唑林钠预防感染、地佐辛镇痛、法莫替丁护胃、七叶皂苷钠消肿、混合糖电解质加醋酸钠林格加羟乙基淀粉补充能量及扩容、达肝素钠抗凝、复骨健步丸加恒骨骨伤愈合剂促骨愈合等对症支持治疗。

治疗效果：后续随访 5 个月，患者基本恢复，活动基本自如。

按语：骨盆骨折是比较常见的损伤，多由强大暴力造成。骨盆为环形，两侧为宽大的髂骨，在后面髂骨与骶骨形成骶髂关节，骨面接触大，韧带连接坚固，是保持骨盆稳定的主要结构。两髋关节的承重力通过骶髂关节向脊柱传达。前面两侧耻骨合成耻骨联合，耻骨支最细，为前环之弱点，最容易骨折，骨盆对盆腔内的脏器，如生殖、泌尿与消化器官，神经与血管组织有保护作用。骨盆严重骨折，既影响其负重功能，又会伤及盆腔内的脏器、血管和神经组织，造成大量出血，而危及患者的生命。骨盆骨折多由强大暴力所致。常见的原因有：①前后方或侧方挤压伤，如车辆碾轧，房屋倒塌、矿井塌方等，骨折可发生于直接受力处和远离受力处。骨盆的前后方受到挤压，将造成耻骨与髂骨联合骨折，包括耻骨联合分离合并髂骨骨折，耻骨联合分离合并骶髂关节脱位，或一侧耻骨上下支骨折合并同侧骶髂关节脱位或髂骨骨折。骨盆侧方受到挤压时，强大的外力与反作用力首先使结构薄弱的骨盆前部耻骨支和耻骨联合处发生骨折。骨折可能包括一侧耻骨单支或上下双支骨折，随之髂骨以骶髂关节为枢纽发生向内旋转移位，骶髂关节韧带断裂，加之肌肉的牵拉，患侧骨盆向后上方移位。②肌肉强烈收缩，可引起撕脱性骨折。如缝匠肌与股直肌强烈收缩可引起髂前上棘骨折；股二头肌强烈收缩可引起坐骨结节骨折等。③碰撞，机械撞击或跌倒，硬物撞击骶尾骨，可引起骶髂关节以下的骶骨或尾骨骨折与脱位。骨盆骨折常因严重的伴发或合并损伤而危及患者生命，死亡率高。及时、合理的早期救治是减少骨盆骨折患者疼痛、控制出血、预防继发的血管和神经损伤和脂肪栓塞综合征、凝血障碍等晚期并发症的首要环节。对有骨盆骨折的多发伤者的治疗原则是，首先治疗威胁生命的颅脑、胸、腹损伤，其次是设法保留损伤的肢体，最后及时有效治疗包括骨盆骨折在内的骨与关节的损伤。伤后卧床时间较长，应注意骨折并发症的发生，一旦出现并发症应积极治疗。未损伤骨盆后部负重弓者，伤后第1周练习下肢肌肉收缩及踝关节屈伸活动，伤后第2周练习髋关节与膝关节的屈伸活动，伤后第3周可扶拐下地活动。骨盆后弓损伤者，牵引期间应加强下肢肌肉舒缩和关节屈伸活动，解除固定后即可下床开始扶拐下地站立与步行锻炼。

卢敏教授认为：患者因车祸碾伤后导致，治拟化瘀消肿，续骨息痛。选用骨碎补活血续伤，补肾强骨；苏木活血疗伤，祛瘀通经；川续断补益肝肾，强筋健骨，疗伤续折共为君药。延胡索活血行气而止痛；自然铜散瘀止痛，接骨疗伤；桃仁活血祛瘀；泽兰活血消肿而止痛；丹参活血祛瘀止痛；当归补血活血止痛；炙没药、炙乳香活血止痛，消肿生肌共为臣药。甘草缓急止痛，调和诸药为佐使药。

二、筋伤

（一）颈椎病

【病例】郑某，女，60岁，2023年3月2日初诊。

主诉：颈部疼痛伴左上肢麻木20余天。

现病史：患者自诉20余天前无明显诱因出现颈部酸胀疼痛，伴左上肢麻木感，晨起时明显，今为进一步治疗前来我院就诊。现见颈部酸胀痛，左上肢麻木，食指、中指、无名指明显，晨起时加重，纳寐可。舌红，苔薄白，脉沉涩。

既往史：骨质疏松病史。

专科检查：颈椎生理曲度变直，肤温偏低，颈部肌肉较紧张，压痛（+），颈椎间孔挤压试验（+），分离实验（+），臂丛神经牵拉试验（−），霍夫曼征（+），左上肢肌力 4 级，颈椎屈伸活动度可，腕部正中未及叩击痛。

中医诊断：项痹，风寒湿痹证。

西医诊断：混合型颈椎病（颈型＋神经根型）。

治则：活血通络，祛风散寒除湿。西医治以营养神经。

手法复位与固定：嘱患者少低头，平时注意防寒，垫枕调曲，颈托保护，牵引 1 次。

内服方药：肩颈方。

当归 12g	生地黄 12g	熟地黄 12g	鸡血藤 10g
赤芍 10g	白　芍 10g	炙甘草 10g	威灵仙 10g
桂枝 6g	蜈　蚣 6g	橘　络 6g	黄　芪 15g
细辛 1g			

10 剂，水煎服，每天 1 剂，分 2 次温服。

配合口服甲钴胺，每次 1 片，早晚各 1 次。

外治法：①舒经活络外敷包，组成包括桑枝、花椒、当归、千年健等。微波炉加热 2～3min，用毛巾包裹热敷于患处。②活血安痛酒，组成包括桑寄生、苍术、羌活、续断、京大戟等。外用，每次 30ml。

按语：神经根型颈椎病在颈椎病各型中发病率较高，约占 60%，多见于 25—65 岁的青年、中年、老年人，近年来青年人发生本病不为少见，男性多于女性，重体力劳动者多于非体力劳动者，颈型颈椎病发病较少，病机较为单纯，故处理上较为简单。

慢性劳损为本病主要的致病因素。本病在临床中可有：①年老体弱，肝肾不足，颈部筋脉失于温煦濡养，此为"不荣则痛"；②气滞血瘀，长期低头伏案或颈部慢性劳损，以致颈部经络阻滞，血流不畅，此乃"不通则痛"；③素体虚弱，气血不足，腠理不固，风寒湿邪滞留经脉，气血运行不畅，痹阻不通，所谓"风寒湿三气杂至，合而为痹"。

卢敏教授认为项痹为本虚标实之证，提出其中医病机为"虚、毒、瘀"。虚者，卢敏教授认为颈椎病为慢性退行性筋骨疾病，中老年人多发，年老则多肝肾气血亏虚，肝主筋，肾主骨，肝肾亏虚，不能承养筋骨，筋失濡润，骨失滋养，则不荣则痛，发为本病。毒者，则分为内毒和外毒。因正气不足，卫外不固，风寒湿邪乘虚侵入，痹阻经脉，不通则痛，发为本病，风寒湿等外来邪气即为外毒；内毒则系脏腑功能受损，气血生化不足，运行不畅，瘀血形成内毒，同时正气虚损易受外邪侵袭，内外毒互结，发为项痹。瘀者，卢敏教授认为或因跌仆损伤致瘀，或因肺脾肾等脏腑功能失职，导致津液代谢失常，痰湿内生，痹证经络，即因痰致瘀，或因正气不足，气虚运血无力致瘀，瘀血形成，痹阻经络，不通则痛，发为本病。

本案患者生活习惯较差，长期低头，察其体质羸瘦，面无华容，脉象沉迟而涩，属"瘀""虚"之象，故其治以化瘀通络，扶正祛邪为法。自拟肩颈方，方中当归、生地黄、白芍取四物汤之意，活血补血，兼用鸡血藤活血通络，赤芍活血散瘀止痛。熟地黄、黄芪气阴双补从而扶正，桂枝、细辛、威灵仙解表而祛湿，补齐方中祛邪的功用。蜈蚣通络散结攻毒，符合卢敏教授对颈椎病认识的"毒"病机理论，橘络理气通络，甘草调和诸药。患者神经根长期受压，配合口服甲钴胺营养神经。外治法中，取舒筋活血、活络止痛中药外敷外涂，配合手法使得药力直达病所。

（二）肩周炎

【病例1】 邹某，男，57岁，退离休人员，2020年11月5日初诊。

主诉：双肩关节疼痛伴活动不利2年，加重5个月。

现病史：患者体型肥胖，平素喜食肥甘厚味，喜饮酒，饮食不节，长期久坐。2周前晨起感觉双上肢疼痛难忍，不能平举，自行膏药贴敷，未见明显好转。此后症状逐渐加重，出现活动障碍，偶有胸闷，无恶寒发热、恶心呕吐等症状，发病以来饮食可，睡眠较差，大小便未见异常。舌红，苔厚腻，脉滑实。

专科检查：双肩周围广泛压痛，以前外侧及喙突旁明显，肩关节各方向主被动活动受限；前屈上举100°，体侧外旋5°，背手内旋至臀部。体侧0°外展抗阻试验（−），肩峰撞击诱发试验（＋），霍金斯征（＋），熊抱试验（+），体侧外旋抗阻实验（-），内旋抗阻试验（±），双上肢末梢血供、感觉正常。

辅助检查：我院双肩关节正位片及双肩冈上肌腱出口位片示双侧肩关节退行性变。双侧肩峰–肱骨头（A-H）距离变窄，建议 MRI 进一步检查除外肩袖撕裂。双肩 MRI 示右肩关节及肩锁关节退变；右肩袖间隙改变，考虑粘连性关节囊炎，请结合查体；右喙突、肩峰–三角肌下滑囊及关节腔少量积液；左肩关节及肩锁关节退变；左肩袖间隙改变，考虑粘连性关节囊炎，请结合查体；左冈上肌腱变性；左肩峰–三角肌下滑囊及关节腔少量积液。

诊断：肩痹，风痰阻络证。

治则：活血化瘀，祛痰通络。

内服方药：茯苓丸加减。

枳壳 15g	茯　苓 15g	半　夏 20g	生姜 15g
羌活 10g	白　术 30g	甘　草 6g	桔梗 10g
丹参 10g	紫苏叶 10g	玄明粉 3g	

7 剂，水煎服，每天 1 剂，分 2 次温服。

其他治疗：红外线 TDP 治疗，结合中药封包，以活血化瘀，理气止痛。

按语：肩痹发生的内因为正气亏弱，邪气乘虚侵袭；外因为感受外邪，或跌仆损伤，风、寒、湿、瘀等邪气留滞经脉，肩部气血运行受阻而生诸症。《类证治裁·痹症论治》云，"正气为邪气防阻，不能宣行，因而留滞，气血凝涩，久而成痹。"经脉痹阻是肩痹的基本病机，瘀既是肩痹的病因之一，亦是肩痹的病理产物，故活血法应当运用于肩痹的早中晚各个阶段。局部治疗，中药封包治疗结合红外线 TDP 治疗以活血化瘀，理气止痛。亦可配合玻璃酸钠注射液关节腔注射，中西结合，疗效显著。玻璃酸钠是治疗骨关节炎的常用药物，肩关节腔内注射玻璃酸钠后在关节软骨表面形成一层黏弹性保护膜，修复和改善发生退行性变的软骨，增加关节囊内的润滑，消除关节运动、软组织滑动时产生的摩擦和疼痛。同时防止关节囊内再粘连，改善滑膜及滑液组织的炎症反应，缓解疼痛，增加关节的活动度，目前已有大量文献证实肩关节腔内注射玻璃酸钠对肩周炎有确切疗效。

清代程国彭在《医学心悟·肩背臂膊痛》中说："肩背痛，古方主以茯苓丸，谓痰饮为患也……痰饮随风走入经络而肩背痛……治无不效。"茯苓丸方中半夏、白术健脾燥湿化痰以治痰之标，茯苓健脾化湿以消痰之源，枳壳行气宽中，气顺则痰消，姜汤送服加强温中化痰之功效，痰饮内停，气机不畅，血液运行不畅，不通则痛，则会加重肩周痛症状，卢敏教授结合临床经验并参考经典古籍辨证施治，在原方中加入丹参起到舒筋活血通络的作用，羌活胜湿止痛，全方不治痛而治痰，痰气通而臂痛自止矣。

【病例 2】罗某，男，68 岁，退离休人员，2020 年 7 月 20 日初诊。

主诉：反复右肩疼痛伴活动不利 3 个月。

现病史：患者 3 个月前按摩后出现右肩疼痛，可忍受，未予以重视，2 个月前起床过快再次出现右肩疼痛伴活动受限，自行予以艾灸等理疗后疼痛可缓解，但症状反复，遂前往长沙市某医院就诊，予以右肩关节彩超提示右肩冈上肌肌腱部分撕裂，予以相关治疗后症状稍减轻。现见右肩关节疼痛，活动不利伴力弱，不能抬举，时有麻木感，左肩正常。患者平素恶风，易流涕，动则多汗，身困，自觉胃中寒冷，时有腹泻，胃纳一般，眠可，舌质淡，苔薄白，脉沉。

专科检查：右肩关节未见明显肿胀畸形，周围肌肉无萎缩，局部皮温皮色正常。右肩前外侧及喙突旁、结节间沟压痛明显，肩关节各方向主被动活动受限；前屈上举 160°，体侧外旋 45°，背手内旋至腰骶部。落臂试验（−），体侧 0° 外展抗阻试验（−），肩峰撞击诱发试验（＋），霍金斯征（＋），熊抱试验（−），体侧外旋抗阻实验（＋），内旋抗阻试验（−）。右上肢末梢血供、感觉正常。

辅助检查：（我院）右冈上肌腱出口位、右肩关节正侧位 X 线片示右侧肩峰–肱骨头（A-H）距离变窄，提示肩袖病变可能，建议 MRI 进一步检查。右肩关节 X 线片未见明显骨质异常。

诊断：肩痹，风寒痹阻证。

治则：调和营卫，除痹寒，健脾胃。

内服方药：桂枝加葛根汤加减。

桂枝 15g	白芍 15g	炙甘草 5g	葛根 20g
黄芪 20g	人参 9g	牡　蛎 30g	黄连 6g
砂仁 6g	麦芽 12g		

7 剂，水煎服，每天 1 剂，分 2 次温服。

其他治疗：患者先取仰卧位，术者局部施推揉、搓法，由轻到重，由浅入深，同时做患肩的前屈动作。再取坐位，术者在肩及肩胛部行滚法，在疼痛明显处用拿法、弹拨法，配合做患肩的前屈、后伸、外展等动作，并逐渐扩大活动范围。最后用摩法、搓法等按搓患部，并行患肢牵引抖动。以上治疗约 30min，每日 1 次，连续 7 次为 1 个疗程。同时嘱患者每天进行如小云手、手拉滑车、抡臂法、爬墙法等功能锻炼，各锻炼法可配合使用，讲究质量，在动作、角度、力度上按要求进行，就可达到巩固疗效的目的。

二诊：服 7 剂上药及手法治疗 1 个疗程后疼痛逐渐消失，右肩关节活动较前稍灵活，现仍感觉酸沉。守前方加羌活 10g，继服 7 剂。

三诊：二诊 8 天后右肩沉困酸痛消失。继服第二诊方药，连服 10 天，巩固疗效。

按语：肩周炎是肩部软组织非特异性炎症引起肩关节疼痛及运动功能障碍的一组疾病的统称。中医学将其归属于"肩痹""肩凝"范畴，认为该病多是由于风寒湿邪侵袭肩部，致使局部气血凝滞，筋肉失养，多表现为肩关节疼痛及运动功能受限。此病之发生与气候条件、生活环境、饮食起居、个体素质及抗病能力密切相关。卢敏教授认为三伏期间，人们高温难耐，乘凉饮冷，用空调、吹风扇，昼夜不休，营虚卫弱者发生此病，屡见不鲜。《素问》认为，"饮食居处，为其病本"，还认为，"营虚则不仁，卫虚则不用"。诸药合用，共成营卫兼顾，益气解表，除湿通痹之功而获良效。二诊后仍有酸沉，说明肩周有湿邪，故加羌活 10g，以祛风胜湿，酸沉得解。

本案肩周炎乃为营卫不和，风寒痹阻经络之证。患者素体营卫失和，腠理疏松，故见恶风；卫表失司，外不固密，营阴外泄，动则汗出；风寒之邪乘虚而入，邪滞肩部关节经络，气血凝滞，发为肩痹；身困、自觉胃中寒冷，时有腹泻，为里气不和，脾胃虚弱，运化失司之征。李东垣云："胃为卫之本，脾为营之源。"营卫二气皆源于中焦。今脾胃损伤于内，营卫之气生成之源不足，则营卫不和，阴阳失调益甚，视其舌质淡，苔薄白，诊其脉沉，亦为营卫不和，脾胃虚弱之象，故治当调营卫，除寒痹，健脾胃。《伤寒论·辨太阳病脉证并治上》云："太阳病，项背强几几，反汗出恶风者，桂枝加葛根汤主之。"右肩痛伴活动受限符合"项背强几几"的特征，是风寒痹阻所致，故投桂枝汤加葛根汤加减治之。方中桂枝性温，能祛风解肌，温通经脉；炙甘草补中益气，调和诸药，配桂枝辛甘化阳以助卫气，合白芍酸甘化阴以益滋营阴，缓急止痛；葛根升阳解肌，升津舒脉以润筋脉，宣通经脉之气止痹痛；卫气不固，营阴外泄，故予黄芪实卫敛汗，合桂枝汤组成桂枝加黄芪汤之意以益气解表，调和营卫。另以牡蛎之咸涩微寒之敛阴潜阳，固涩止汗，且其软坚散结，合葛根解肌通络。脾胃为营卫生化之本，故黄芪、人参、谷麦芽、炙甘草相伍以补中益气，健运脾胃，化生营卫。黄连、砂仁调理脾胃，化湿行气以止泻。诸药相伍，相得益彰，阴阳和，营卫谐，脾胃可复，肩部经络气血得通。

（三）腰椎间盘突出症

【病例1】黄某，男，55岁，公务员，2019年8月6日初诊。

主诉：腰痛4年，加重伴左下肢胀痛2个月。

现病史：患者自诉4年前无明显诱因出现腰部疼痛，呈隐隐作痛，经休息及卧床后局部症状可改善，其间未见明显加重，2个月前搬重物后腰部疼痛加重，疼痛性质为间歇性刺痛，痛有定处，并出现左下肢胀痛，以外侧为主，活动后加重，休息后缓解，至诊所行针刺后无明显缓解，贴敷膏药有所减轻。现见腰部刺痛，痛有定处，左下肢胀痛明显，部位在左侧大腿后外侧及左小腿前外侧，上述症状在站立行走时加重，平卧休息时缓解，发病以来饮食正常，二便正常。舌暗红，苔薄白，脉涩。现患者为求进一步治疗，于我院就诊。

专科检查：腰椎生理曲度变直，腰椎棘突叩击痛不明显，$L_{4\sim5}$ 棘突间压痛，椎旁压痛不伴下肢神经放射痛，直腿抬高试验左侧60°（＋），加强试验（＋），右侧 70°（－），加强试验（－），双下肢肌力、肌张力正常，腱反射正常。

辅助检查：腰椎 MRI（外院）示 $L_{4\sim5}$ 椎间盘左后突出。

诊断：腰痛病，气滞血瘀证。

治则：行气活血，化瘀止痛。

内服方药：身痛逐瘀汤加减。

秦　艽 10g	羌　活 10g	醋香附 10g	当　归 15g
川　芎 10g	牛　膝 15g	炒地龙 15g	黄　芪 30g
烫狗脊 15g	党　参 20g	醋没药 10g	红　花 6g
丹　参 30g	燀桃仁 10g	甘　草 6g	醋延胡索 20g

7 剂，水煎服，每天 1 剂，分 2 次温服。

其他治疗：嘱患者防寒保暖，少弯腰，少下蹲，卧硬板床，避免久坐，适当进行腰背肌功能锻炼，如飞燕点水、五点支撑。配合温针灸治疗，每天 1 次，每次 30min。

二诊（2019 年 8 月 14 日）：遵医嘱执行，并进行锻炼后，患者自觉腰痛较之前明显好转，下肢胀痛减轻，续用前方 7 剂。医嘱同前。

三诊（2019 年 8 月 21 日）：服用汤药完毕后，腰痛及腿痛较之前明显好转，自觉症状无反复。查体腰椎生理曲度变直，腰椎棘突叩击痛不明显，$L_{4\sim5}$ 棘突间压痛不明显，椎旁无压痛。直腿抬高试验左侧（－），加强试验（－）；直腿抬高试验右侧（－），加强试验（－）。双下肢关节肌力正常。嘱患者避免久坐及长时间劳累，加强腰背肌功能锻炼。其后电话随访，诉症状已不影响生活，嘱其继续加强腰背肌锻炼，以收全效。

按语： 卢敏教授认为，腰椎间盘突出症是一种常见病、多发病，主要因为椎间盘退行性变，腰椎失稳，突出的椎间盘组织刺激或压迫神经根或马尾神经，出现以神经分布区域疼痛、麻木、肌力减退甚至二便障碍为主要症状的疾病。发病率为 2%～5%，是引起我国 45 岁以下人群丧失劳动力的首要原因。多项研究证实非手术治疗的有效性，对不伴有显著神经损害的患者，非手术治疗是其首要选择，非手术治疗的成功率为 80%～90%，中医药治疗疗效肯定。

传统的辨证分型主要将腰椎间盘突出症分为气滞血瘀型、风寒湿型、湿热阻络型、肝肾亏虚型。在此案例中患者存在长期反复的慢性腰痛，与平时久坐密切相关，劳累时加重，休息后可好转。此次发病为搬重物后起病，因腰部扭伤引起，以致经脉气血运行不畅甚则凝滞，阻滞不通，故不通则痛。腰为肾之府，肾为一身之本，全身经脉的气血运行畅通都需要肾阴肾阳的推动和调控，肾的位置处于腰部，扭伤腰脉，损伤脉络而血溢出成瘀血，瘀血阻滞经络的气血运行，不通则痛。此外，肾与膀胱相表里，足太阳膀胱经循行部位从头走足，沿脊柱两侧下行至大腿外侧至腘窝，故腰部病变常可见腰腿同病。正如《金匮翼·腰痛》所云："瘀血腰痛者……若一有损伤，则血脉凝涩，经络壅滞，令人卒痛不能转侧……日轻夜重者是也。"因此，对于气滞血瘀型腰突治疗主要以行气活血，化瘀止痛为主，方用身痛逐瘀汤加减。方中川芎辛香行散，温通血脉，既能活血调经，又能行气开郁止痛，前人称为血中气药；当归、桃仁活血兼有润肠通便之功；没药、红花、丹参、延胡索活血行气止痛；辅以通络宣痹止痛之秦艽、羌活、地龙；佐以醋香附调理气机，黄芪、党参、烫狗脊补气益肾，牛膝引血下行，甘草调和诸药，使药到病所，最大限度地发挥活血行气，祛瘀通络，通痹止痛之功效。

【病例2】邓某，女，52岁，专业技术人员，2020年7月14日初诊。

主诉：反复腰痛6年，再发加重伴活动受限2个月余。

现病史：患者6年前因打乒乓球后出现腰部不适，于某医院住院，经治疗好转后出院（具体治疗不详），后反复发作，均于门诊行针灸治疗而症状缓解。2020年4月28日因弯腰拾物再发腰痛，不敢动弹，就诊于我院门诊行针灸治疗后稍缓解，后症状反复，出现双膝以下的对称性游走性麻木，现为进一步诊疗来我院门诊就诊。现见腰部、双侧臀部外侧酸胀痛，呈持续性，尚可忍受，遇热则易加重，咳嗽、屏气等腹内压增高时加重，起床、翻身稍困难，与天气变化有关，有双膝以下的对称性游走性麻木发作，常见于小腿前侧、足背及足底，无双下肢放射性麻木疼痛，无间歇性跛行，无会阴部麻木，夜寐一般，纳可，偶有口干口苦，二便调。舌红，苔黄腻，脉弦滑。

专科检查：腰椎生理曲度变浅，腰椎活动度明显受限，腰部棘突间压痛，椎旁散在压痛点。直腿抬高试验左侧 70°（－）、右侧 70°（－），加强试验左侧（－）、右侧（－）。4 字征（－），双下肢肌力、感觉腱反射未见异常。

辅助检查：腰椎 CT（外院）示 $L_{2\sim3}$、$L_{3\sim4}$、$L_{4\sim5}$ 椎间盘轻度膨出。

诊断：腰痛病，湿热阻络证。

治则：清热利湿，通络止痛。

内服方药：当归拈痛汤加减。

羌　活 10g	独　活 10g	防风 10g	防己 10g
油松节 10g	赤　芍 10g	苍术 10g	葛根 20g
猪　苓 10g	茵　陈 15g	虎杖 15g	木瓜 15g
当　归 10g	忍冬藤 30g	甘草 10g	

5 剂，水煎服，每天 1 剂，分 2 次温服。

其他治疗：嘱患者防寒保暖，少弯腰，少下蹲，卧硬板床，避免久坐，适当进行腰背肌功能锻炼，如飞燕点水、五点支撑。舒筋活络外敷包，每天 1 次，每次 30min；配合跌打消炎散（院内制剂）外敷活血止痛。

二诊（2020 年 7 月 21 日）：服用中药 5 剂及中药理疗后，腰痛及臀部外侧酸胀痛较之前明显好转，双膝以下的对称性游走性麻木减轻，续用前方 5 剂。

三诊（2020 年 7 月 28 日）：服前方后，诸症缓解，症状无反复，生活质量明显提升。电话随访诉症状明显减轻，嘱其继续加强腰背肌锻炼，以收全效。

按语：腰痛病的一个重要病理因素为外邪，以风、寒、湿较多见。《素问·痹论》所载，"风、寒、湿三气杂至，合而为痹也。"寒为阴邪，寒邪侵犯人体，伤及人体的阳气，阳虚血液失于温煦则血液运行减慢，甚则停滞不前；湿性重浊、黏滞，阻滞气机运行，湿邪侵犯腰府，阻滞脉络，不通则痛；而风为百病之长，常夹杂其他邪气合而为病，侵犯人体，致气血运行不畅，故表现为腰背局部的刺痛，风性主动，故疼痛常往下肢游走。除此之外，湿邪郁于人体，易化热，湿热蕴结于腰府，腰之经络则受阻。《景岳全书·腰痛》云，"腰痛证……遇诸热而痛，及喜寒而恶热者，热也……"故而外感诸邪常诱发本病。

【病例3】尹某，女，48岁，湖南省长沙市人，公务员，2018年12月19日初诊。

主诉：腰痛伴左下肢疼痛、麻木1年余。

现病史：患者1年前因劳累后感腰部疼痛不适，外贴膏药后症状缓解。后每劳累后症状再次反复，并出现左下肢胀痛、麻木，以小腿外侧为主，久行症状加重，经休息后可缓解。在外院予以中药外敷、内服、针刺等治疗，症状较前改善，但容易反复，为求进一步系统治疗来门诊就诊。现见腰部、左侧小腿外侧酸胀痛，持续性胀痛，尚可忍受，小腿外侧常感放射性麻木，无间歇性跛行，无会阴部麻木，夜寐一般，纳可，二便调。舌淡红，苔薄白，脉细。

专科检查：腰椎生理曲度变直，腰椎活动度明显受限，腰部棘突间压痛，椎旁散在压痛点。直腿抬高试验左侧70°（-）、右侧70°（-），加强试验左侧（-）、右侧（-）。4字征（-）。双下肢肌力、感觉未见异常。

辅助检查：腰椎MRI（外院）示$L_{4\sim5}$椎间盘左侧突出。

诊断：腰痛病，气虚血瘀证。

治则：补气活血，通络止痛。

内服方药：独活寄生汤加减。

黄芪30g	当归10g	白芍15g	防风10g
细辛3g	牡蛎10g	鸡血藤10g	乳香10g
独活10g	槲寄生10g	僵蚕5g	威灵仙10g
甘草5g			

7剂，水煎服，每天1剂，分2次温服。

其他治疗：嘱患者防寒保暖，少弯腰，少下蹲，卧硬板床，避免久坐，适当进行腰背肌功能锻炼，如飞燕点水、五点支撑。配合舒筋活络外敷包合活血安痛酒局部热熨。

二诊（2018年12月26日）：腰痛及下肢痛较之前明显好转，左小腿游走性麻木减轻，续用前方 7 剂。

三诊（2019 年 1 月 2 日）：服前方后，诸症缓解，症状无反复。电话随访诉腰痛及腿痛症状明显改善，嘱其继续加强腰背肌锻炼，以收全效。

按语： 古代就有关于腰痛病治疗的论述，马王堆汉墓出土的《足臂十一脉灸经》就有相关记载。明清时期气血理论的兴盛为治疗腰痛病开启了新思路，《医宗金鉴》中就将腰痛细分为九种分型，治疗上以行气活血止痛为主。卢敏教授认为此例腰椎间盘突出症患者主要病机是人体正气虚弱，邪气乘虚而入，使气血运行不畅，最终脏腑阴阳失衡而致病，治疗上多用行气活血、通络止痛等方法。

【病例 4】王某，女，59 岁，2019 年 9 月 23 日初诊。

主诉： 腰背部疼痛，伴活动受限 2 周。

现病史： 患者于 2 周前无明显诱因出现腰背部、双下肢疼痛，左足背麻木，跛行，踩棉花感，现见腰背部疼痛，活动受限，双下肢胀痛，左足背麻木，无踩棉感，会阴部麻木，大小便费力等症状。腰背部疼痛呈持续性酸胀痛，可耐受，无明显被动体位，症状以腰前屈为甚，无腹胀。患者平素焦虑，寐差，二便可，纳可。舌暗淡，苔白，脉弦滑。

既往史： 既往有胆囊切除术、阑尾切除术史，有冠心病病史，心脏支架置入、髌骨骨折手术史。

专科检查： 腰曲变浅，腰椎前屈稍受限，$L_{4\sim5}$ 椎旁轻压痛，无放射，双侧直腿抬高试验左侧 70°（－）、右侧 70°（－），双下肢肌力、肌张力、感觉、腱反射正常。

辅助检查： 腰椎 MRI（外院）示 $L_{4\sim5}$、$L_5\sim S_1$ 椎间盘左侧突出。

诊断： 腰痛病，肝肾亏虚证。

治则： 补益肝肾，滋养气血，舒筋活络止痛。

内服方药： 独活寄生汤加减。

独　活 10g	桑寄生 10g	杜　仲 10g	牛　膝 10g
细　辛 3g	秦　艽 5g	茯　苓 10g	肉桂心 6g
防　风 10g	川　芎 10g	人　参 10g	甘　草 6g

当　归10g　　赤　芍10g　　熟地黄10g　　红　花10g

土鳖虫10g

14剂，水煎服，每天1剂，分2次温服。

其他治疗：嘱卧于硬板床上，每天腰部垫枕，高度以舒适为宜，使腰椎曲度处于自然生理曲度，时间30～45min，每天2次。

二诊：14天后来诊，诉腰腿部疼痛缓解，腰椎活动范围增大。卢敏教授认为患者急性疼痛症状缓解大半，可以继续注重调养气血，和营止痛，开始增强腰背肌锻炼。用加味独活寄生汤合剂250ml，7瓶，每天2次，每次约60ml，早晚分服。嘱其循序练习飞燕点水，以腰部无疲乏，未引发疼痛为宜，早期10～15min，后期可逐渐增为20～30min，每天2次。后期随访，诉症状已不影响生活，嘱其继续加强腰背肌锻炼。

按语： 卢敏教授强调腰椎间盘突出症后期补益肝肾的重要性，他认为腰椎间盘突出症发作主要是筋骨失衡，而肾主骨藏精，肾气充则骨坚而立，肝主藏筋，有宗筋之称，主束骨而利关节，所以肝肾脏腑功能虚弱，造成骨骼痿软无力，肌肉疲惫，难以支撑骨骼及运动，造成筋骨失衡，而出现腰椎间盘突出症。所以治疗上要补益肝肾，强壮筋骨，他喜用杜仲、牛膝、槲寄生、熟地黄等药物。杜仲甘微辛，温，具有补益肝肾，强腰壮筋的作用，尤善治肾虚腰痛，正如《本经》言，"主腰脊痛，补中益精气，坚筋骨"；《药性论》言，"治肾冷臀腰痛，腰病人虚而身强直"；《日华子本草》言，"治肾劳，腰脊挛"。牛膝补益肝肾，唯引血下行，能引导诸药下达病所，《本草衍义补遗》有言其"能引诸药下行"。槲寄生苦、甘、平，长治风湿腰痛久者见肝肾亏虚，筋软骨痿者，是卢敏教授常用药物。熟地黄性甘，微温，能补益气血，填肾精，善治阴虚血少，腰膝痿弱，是卢敏教授治疗腰椎间盘突出症中后期必不可少的药物，他认为补益肝肾的真正目的是使筋骨平衡，骨正筋柔，这样才能从本质上治疗腰椎间盘突出症。

加味独活寄生合剂是以《备急千金要方》中的独活寄生汤为基础，结合湖南中医药大学第一附属医院国家重点专科骨伤科名老专家多年临床经验，经中药制剂科根据药物制剂标准流程精制而成，已经取得湖南省院内制剂注册编号。由独活、桑寄生、杜仲、牛膝等19味中药组成，在原方基础上针对膝骨关节炎临床上关节腔积液甚多、关节灼热之"毒"的表现，在原方中加入木瓜、威灵仙、黄芩、制南星通络止痛，解毒除痹，合为加味独活寄生合剂可补益肝肾，活血化瘀，解毒除痹。加味独活寄生合剂紧扣"虚、瘀、毒"疾病发生的本质，共奏补肾活血，祛风除湿，强壮筋骨之功。

注重功能锻炼达"骨正筋柔"：卢敏教授根据腰椎间盘突出症的筋骨失衡原理，注重健康宣教，强调功能锻炼。他基于"筋出槽，骨错缝"的骨伤认识，指出腰椎间盘突出症主要是由于筋骨之间失去"骨正筋柔"的生物力学平衡状态，以腰椎小关节、筋膜、韧带、滑膜等组织，出现形态结构、空间位置、相对关系、功能状态等异常改变，所以治疗目的是恢复这种筋骨失衡的状态。而骨伤特有的功能锻炼正好切合，不仅可以防病治病，还可以弥补方药之不及，促使患者迅速恢复劳动能力，结合临床实践，强调早期患者疼痛剧烈，肌张力增高，肌肉顺应性下降，筋膜水肿，关节突关节相对位置处于异常甚至绞索状态，主张以制动为主，卧床加腰部垫枕法，目的是缓解肌肉痉挛，消除筋膜水肿，解除小关节绞索，恢复腰椎正常生理曲度，使内外力学平衡，达到骨正筋柔状态。中后期因腰背肌萎废不用，加上本身椎间盘高度下降，筋骨失衡，需要重新建立新的内外稳定状态，注重加强腰背肌锻炼，以飞燕点水、五点支撑为主，目的是使骨正筋强，重塑腰椎的内外力学的平衡。日常劳作起居也要避免腰部受伤、久坐、长时弯腰、腰部受风着凉等，要注意固护肾精肾气，因腰部筋骨依赖肾精肾气滋养，所以应节制房事，不能纵欲过度。

【病例 5】患者，女，41 岁，职员，2018 年 11 月 12 日初诊。

主诉：腰痛 1 周余。

现病史：患者自诉 1 周前受凉后出现腰部疼痛，未予重视，后疼痛逐渐加重，反复发作，偶伴有下肢放射痛，影响工作及生活，今为进一步治疗前来就诊。现见腰部酸软疼痛，久坐、弯腰及下蹲时尤甚，翻身活动受限，偶伴有腰部刺痛感，腰部常有冷感，得温痛减，乏力，夜寐欠安，无汗，二便尚可，怕冷。舌淡红，苔白腻，脉浮滑。

既往史：既往体健。

专科检查：腰椎生理曲度变直，皮色正常，肤温偏低，$L_{4\sim5}$、$L_5\sim S_1$椎旁肌压痛明显，疼痛感偶向右下肢放射，腰部屈伸活动受限，直腿抬高试验左侧（–）、右侧（＋），股神经牵拉试验（–）。

辅助检查：X线片示腰椎退行性病变，MRI示$L_5\sim S_1$椎间盘膨出，继发$L_{4\sim5}$右侧椎间孔狭窄。

诊断：腰痛病，阳虚寒湿瘀阻证。

治则：温表散寒，祛湿行瘀。

内服方药：桂枝附子汤加减。

炮附子 10g	白　芍 30g	茯苓 10g	白　术 10g
人　参 10g	桂　枝 10g	大枣 12 枚	炙甘草 10g
杜　仲 10g	鸡血藤 10g	乳香 10g	没　药 10g
黄　芪 20g	威灵仙 10g	独活 10g	桑寄生 10g
生　姜 30g	牛　膝 10g		

7 剂，水煎服，每天 1 剂，分 2 次温服。

其他治疗：嘱患者避风寒，避免久坐、久站及长时间弯腰负重等，配合舒筋活络外敷包、活血安痛酒外用。

治疗效果：11 月 19 日复诊诉服用前方后腰酸、冷痛感较前均有好转，腰部能屈伸，翻身较前明显好转，夜寐可。守方再服 7 剂后症状基本消失，随访 6 个月未见复发。

按语：患者因腰痛入院，症见腰部冷痛，得温痛减，无汗，怕冷，舌淡红，苔白腻，当属风湿在表兼有阳虚证，在六经辨证进行病位辨证，当属太阳病，风湿在表，而进行病性诊断"虚、瘀、毒"中以阳虚、寒湿瘀阻为著，所以以附子汤类加减。该诊断既包含了病位诊断，又包含了病性诊断，完全准确把握了疾病的病因病机，所以临床上有较好的治疗效果。张仲景创立"六经传变"理论，开创了六经辨证及后世的辨证论治之先河，但古往今来，六经辨证理论多应用在伤寒外感病及内科杂病中，在筋骨疾病中应用相对较少，尤其是腰痛病，甚少论述。然而六经之理，内外杂病皆可用之，正如柯韵伯言，"仲景之六经，为百病立法，不专为伤寒一科，伤寒杂病，治无二理，咸归六经之节制。"应用六经理论可以很好地把握病变的部位，对我们治疗时把握疾病的发展很有帮助。结合卢敏教授"虚、瘀、毒"理论，及在慢性筋骨疾病中应用体会，发现此三字详细概述了慢性筋骨疾病的病机。因此，将六经理论结合"虚、瘀、毒"理论，对慢性筋骨疾病进行详细的诊疗过程，既有六经的病位诊断，又有"虚、瘀、毒"的病性诊断。二者相结合，既丰富了六经辨证的内涵，又扩大了卢敏教授"虚、瘀、毒"理论的延伸，对于慢性筋骨疾病的诊疗也是一种创新。

（四）腱鞘囊肿

【病例】 刘某，女，36 岁，2022 年 4 月 14 日初诊。

主诉：左掌背侧包块 4 个月。

现病史：患者自诉 4 个月前练习瑜伽时不慎扭伤左手致左侧掌背部疼痛，仅当时疼痛一阵，约数十分钟，后再次疼痛未予重视，随之数周后发现左掌背处出现一黄豆大小包块，质硬，推之可移，不伴有疼痛，仍未予重视，包块逐渐增大，近期左右旋转腕关节时出现牵扯疼痛感，今为进一步治疗前来就诊。现见左侧掌背部疼痛，推之可移，无疼痛及麻木感，左右旋转腕关节时出现牵扯疼痛感，纳寐可，二便正常。舌红，苔薄黄，脉弦滑。

既往史：既往体健。

专科检查：掌背包块约蚕豆大小，质韧，推之可移，与皮肤无明显粘连，局部无压痛。

中医诊断：伤筋，痰瘀互结证。

西医诊断：左手背腱鞘囊肿。

治则：化痰祛湿，破血消癥。

内服方药：薏苡仁 50g　王不留行 20g　皂角刺 20g　三　棱 15g
　　　　　莪　术 15g　丹　参 15g　泽　兰 15g　泽　泻 15g
　　　　　山慈菇 15g　怀山药 15g　炒白术 15g　白茯苓 20g
　　　　　牛　膝 15g　炒苍术 15g

　　　　　　　　　　　　14 剂，水煎服，每天 1 剂，分 2 次温服。

按语：腱鞘囊肿古称"腕筋结""腕筋瘤"等，任何年龄均可发病，以青壮年和中年多见，女性多于男性。本病多为劳损所致，囊肿的形成与关节囊、韧带、腱鞘中的结缔组织营养不良，发生退行性变化有关。腱鞘囊肿最常见于腕背部，手舟骨及月骨的背侧，拇长伸肌腱及指伸肌腱之间。囊肿生长缓慢，多无自觉疼痛，少数有局部胀痛。

本病患者有劳伤病史，局部气血不通，久而化瘀，影响气机运行，故水液留聚，痰瘀互结。卢敏教授以化痰祛湿，破血消癥为法，重用薏苡仁为君，健脾利水，散结排脓；泽泻、白茯苓健脾化湿，引湿邪从小便去，加强君药之功。三棱、莪术破血消癥散结，效宏力专，加丹参凉血活血祛瘀。王不留行、泽兰活血通经利水；苍术燥湿健脾；皂角刺托毒消肿；山慈菇清热解毒，化痰散结；怀山药、炒白术健脾益气，运化水饮，祛邪而不伤正；牛膝引血下行而祛邪。

（五）桡骨茎突狭窄性腱鞘炎

【病例】杨某，男，43岁，2023年3月2日初诊。

主诉：右腕部桡骨茎突处疼痛9个月余，加重2个月。

现病史：患者自诉有长期使用鼠标和用手病史，9个月前受凉后出现右腕部桡骨茎突处疼痛，呈酸胀痛，曾于外院行针灸及封闭治疗，症状好转，后患者长期劳累，2个月前疼痛再发，今为进一步治疗前来就诊。

既往史：既往体健。

专科检查：左腕关节无畸形，无肿胀，桡骨茎突处压痛（＋），握拳尺偏试验（＋）。

诊断：桡骨茎突狭窄性腱鞘炎。

治则：消炎镇痛，宣传教育。

其他治疗：洛索洛芬硬膏剂，另嘱患者少用右手端、提、拧等，注意防寒，护腕保护。

按语：桡骨茎突腱鞘为拇长展肌腱和拇短伸肌腱的共同腱鞘。在日常的劳作中，拇指的对掌和伸屈动作较多，使拇指的外展肌和伸肌不断收缩，以致该部位发生无菌性炎症，造成狭窄性腱鞘炎。本病好发于中年人，以女性多见，多为慢性积累性损伤所引起，体弱血虚，血不荣筋者更易发生本病。若局部病变迁延日久，腱鞘纤维化和挛缩，腱鞘腔越发狭窄，使症状更为顽固。卢敏教授坚持宣教，告知患者如何预防疾病的进一步迁延发展，减少手部活动，护腕限制，且预防风寒湿三邪，从发病机制上防止疾病加重。洛索洛芬硬膏中含有非甾体类消炎镇痛的成分，具有显著的镇痛抗炎作用，能明显减轻患者的痛苦，改善症状。

（六）膝关节韧带损伤

【病例】刘某，男，29 岁，消防员，2022 年 10 月 13 日初诊。

主诉：左膝部肿痛 3 天。

现病史：患者自诉于 3 天前晚上运动时出现左膝部声响，随即左膝部疼痛，立即停止运动，缓慢行走后感疼痛加重，立即至外院查左膝关节 MRI，示左膝交叉韧带损伤可能，左膝关节积液。行活血化瘀药液涂搽左膝部未见好转，今为进一步治疗至我院门诊就诊。现见患者右膝关节疼痛，呈持续性，伴活动受限，无关节弹响，绞索症状出现，纳寐可。舌红，苔薄白，脉弦。

既往史：既往体健。

专科检查：左膝关节腘窝部及前膝下部压痛（＋），稍肿胀，浮髌试验（±），抽屉试验阳性不明显。

中医诊断：筋伤，气滞血瘀证。

西医诊断：膝关节外伤、前交叉损伤?

治则：活血消肿，理气止痛。

内服方药：桃红四物汤加减。

桃 仁 3g	红花 5g	生地黄 10g	白 芍 15g
当 归 10g	川芎 10g	泽 兰 10g	骨碎补 10g
醋乳香 3g	续断 10g	甘 草 5g	

14 剂，水煎服，每天 1 剂，分 2 次温服。

其他治疗：嘱患者制动，支具固定保护，不能负重行走，并予以外用黄栀理伤贴膏持续 6h，2 周后复诊。

二诊：2 周后复诊诉肿痛明显好转，继用前方 14 剂，支具继续固定 2 周，可允许轻微活动；口服三七胶囊祛瘀生新。

按语：《素问·痿论》云"宗筋主束骨而利机关"，指出经筋与机关（关节）间的密切联系，即经筋维持人体关节的正常活动与稳定。当人体活动超过一定范围或维持的时间过长，就会产生经筋损伤，引起经筋的病理改变。

卢敏教授认为该患者因运动不当导致膝关节韧带损伤，筋脉受损，血气外出，聚于局部，造成肿胀，阻塞经络，瘀滞而痛。治疗原则是活血理气，消肿止痛，方用桃仁、红花活血祛瘀，消肿止痛；生地黄、白芍滋阴养血；当归活血补血；川芎、泽兰理气活血；骨碎补、续断补肾续筋；乳香消肿生肌；甘草调和诸药。卢敏教授以内治为基础，结合膏药外治联合处理筋伤，通过望、闻、问、切四诊合参贯穿整体观念和辨证论治的思想，最终达到快速康复的目的。

（七）腓总神经损伤

【病例】唐某，男，16岁，学生，2022年7月28日初诊。

主诉：右踝关节、右踇趾活动受限1周。

现病史：患者自诉1周前晨起时出现右小腿上段外侧麻木、疼痛，持续数分钟后自行缓解，当日中午发现右踝关节、右踇趾背伸活动受限，当时未予重视，1周以来症状未见明显好转，现为求进一步治疗前来就诊。现稍感右小腿上段外侧腓骨头处疼痛，可向远端放射，右踇趾麻木，右踝关节、右踇趾背伸活动受限，食纳可，夜寐安，口干喜冷饮，大小便可。舌红，苔薄白，脉浮细。

既往史：既往体健，无相关病史可询。

专科检查：右下肢无畸形，右小腿腓骨头处深压痛（+），腓总神经叩击痛（+），右踝关节稍肿胀，皮色正常，肤温偏低，右踝关节、右踇趾背伸活动受限，小腿前外侧及足背感觉减退，足背动脉搏动正常，左下肢肌力基本正常。

中医诊断：痿证，气滞血瘀证。

西医诊断：右腓总神经损伤。

治则：补气活血，化瘀通络。

内服方药：补阳还五汤加减。

桃仁 10g	红　花 10g	生地黄 10g	赤芍 15g
当归 10g	川　芎 10g	泽　兰 10g	黄芪 30g
地龙 5g	乌梢蛇 5g	路路通 10g	甘草 5g
桂枝 5g	牛　膝 10g		

14 剂，水煎服，每天 1 剂，分 2 次温服。

其他治疗：嘱患者防寒，右小腿护具保护，暂不跑步，禁右侧卧，不能压迫腓骨小头。建议完善神经肌电图检查，明确诊断。口服甲钴胺营养神经，配合舒筋活络外敷包热敷治疗。嘱患者 2 周后复诊。

二诊：2022 年 8 月 11 日患者来诊，诉已于 8 月 9 日完善神经肌电图检查，结果示腓总神经损伤。近 2 周经治疗后症状好转，右腓骨头处疼痛及右踇趾麻木有所缓解，查体见右踝关节、右足已可进行小幅度背伸活动，小腿前外侧感觉较前明显。予原方继服 14 剂，嘱患者继续保护右侧腓总神经，暂不跑步。

三诊：2022 年 9 月 8 日来诊，诉经治疗后症状明显好转，目前右踝关节、右踇趾背伸活动轻微受限，偶伴有右侧小腿麻木，查体见右踝关节、右踇趾活动基本自如，活动度正常，肌力 4+ 级。嘱患者继续保护，可逐步恢复功能锻炼，在校期间可用热水袋外敷右下肢。

治疗效果：3 个月后电话随访，患者诉右踝关节、右踇趾背伸活动自如，目前已恢复正常生活学习。

按语：腓总神经为坐骨神经的一个主要分支，在大腿下 1/3，从坐骨神经分出，在腓骨头前方分出腓肠外侧皮神经，分布于小腿外侧面，然后形成腓浅神经和腓深神经。腓浅神经支配腓骨长肌、腓骨短肌，并分出足背内侧皮神经和足中间皮神经，分布于第 2、第 3、第 4、第 5 趾背侧皮肤。腓深神经支配胫骨前肌、趾长伸肌、趾短伸肌和趾外侧伸肌，并分出皮支到第 1、第 2 趾间背侧。

腓总神经在膝骨上部位表浅，易受撞击、挤压、压迫、冷冻等各种因素的损害。由于腓总神经损伤可引起腓骨肌及胫骨前肌群瘫痪和萎缩。患者可有不能伸足、提足、扬趾及伸足外翻，呈马蹄内翻足。步行时高举足使踝关节、膝关节过度屈曲，当足落地时先足尖下垂，接着整个足趾着地，呈马或鸡步态。小腿前外侧和足背感觉障碍，跟腱反射多不受影响。根据典型垂足症状，肌肉瘫痪的特点及其感觉障碍分布的范围，神经传导速度的测定，以及详细追问患者的病史，可以做出诊断。必要时需与马尾肿瘤、运动神经元疾病的早期加以鉴别。

本病当属中医学"痿证"范畴，病机多为气虚血滞，脉络瘀阻，治疗上当以补气活血通络为主。方中黄芪益气活血；当归、川芎、赤芍活血和营；桃仁、红花活血化瘀；地龙、乌梢蛇取其走窜之性，化瘀通络；桂枝温经通络；甘草调和诸药；牛膝引经下行，使诸药直达病所。合而为剂，使气旺血行，瘀祛络通，痿自复矣。

（八）跟痛症

【病例1】 肖某，男，26 岁，2020 年 5 月初诊。

主诉：左足跟胀痛 2 个月余。

现病史：患者于 2 个月余前无明显诱因出现左足跟胀痛，站立时更甚，稍肿，偶有刺痛，自敷虎骨膏后未见好转，今为进一步治疗来我院就诊，现见左足跟胀痛，站立时更甚，稍肿，偶有刺痛，精神状态良好，无恶寒发热，纳寐可，二便调，近期体重无明显变化。舌淡红，苔薄白，脉弦。

既往史：既往体健。

专科检查：左足跟稍肿胀，皮肤颜色正常，轻压痛，皮温正常。

辅助检查：左足磁共振示左跟骨下部骨髓水肿，骨挫伤？伴邻近足底肌水肿，请结合临床；左踝关节腔、跛长屈肌腱鞘少量积液。

诊断：跟痛症，气滞血瘀证。

治则：活血化瘀。

其他治疗：予中药封包治疗加跌打消炎散配合红外线 TDP 治疗缓解症状，中药熏洗消肿止痛及针灸综合治疗。嘱患者注意休息，避风寒，畅情致，调饮食；注意局部保暖，勿劳累，忌长时间劳累及负重。

中药熏洗方：

伸　筋　草 15g	醋三棱 15g	醋莪术 15g
凤仙透骨草 15g	五加皮 15g	秦　艽 15g
海　桐　皮 15g	木　瓜 10g	苏　木 10g
红　花 10g	牛　膝 10g	

5 剂，水煎熏洗。

二诊：患者左足跟肿胀较前明显减轻，偶有疼痛，精神状态良好，无恶寒发热，纳寐可，二便调。舌淡红，苔薄白，脉弦。

按语：《医宗金鉴·足部》曰，"此症生于足跟，顽硬疼痛不能步履，始着地更甚，由脚跟着冷或遇风侵袭于血脉，气血瘀滞而生成。"结合此患者病情、舌诊脉象及症状，辨证为气滞血瘀型跟痛症，治疗予中药封包合跌打消炎散，配合红外线 TDP 以缓解症状。选配一定的中药组成熏蒸方剂，将中药煎液趁热在皮肤或患处进行熏蒸、熏洗，从而达到治疗效果，这是中医学最常用的一种传统外治方法。本案熏蒸药物多为活血祛瘀，舒筋活络之药，其中伸筋草性味温、辛、微苦，入肝脾肾经，有祛风除湿，舒经活络的功效，在临床上常用于治疗风寒湿痹，筋脉拘挛疼痛。醋三棱苦滑，入肝脾经，可破血行气，消积止痛。醋莪术"行气破血散结，是其功能之所长""主诸气诸血积聚，为最要之品"。凤仙透骨草、五加皮，均有祛风湿，补肝肾，强筋骨，利水的功效。秦艽，辛散苦泄，质偏润而不燥，为风药中之润剂，风湿痹痛，筋脉拘挛，骨节酸痛，无论寒热新久均可配伍应用。木瓜味酸入肝舒筋，性温气香而能化湿，湿化筋舒则痹痛、拘挛可除。苏木活血疗伤，祛瘀通经；红花活血通经，祛瘀止痛，两药伍用，则活血通经，消瘀止痛之力增强。结合中医特色针灸综合治疗，中医药特色和优势发挥明显，疗效显著。

【病例 2】刘某，男，63 岁，2021 年 2 月初诊。

主诉：左侧足跟部疼痛、活动不利 1 个月，加重 1 周。

现病史：患者自诉 1 个月前开始无明显诱因出现左足跟部疼痛，负重行走不利，休息后减轻，近 1 周来症状加重，经休息无明显缓解，现见左足跟部疼痛，刺痛感，行走不利，一般情况良好，无胸痛胸闷，无发热。发病以来体重无明显减轻，大小便正常，睡眠欠佳。舌淡红，苔薄黄，脉弦数。

既往史：有 2 型糖尿病病史。

专科检查：左侧足跟部稍肿，皮温稍高，足跟部压痛，以足底处明显，左足踝关节活动可，末梢血供、感觉正常。

辅助检查：左踝 X 线片示左踝退行性变。左侧跟骨骨软骨瘤？

诊断：跟痛症，肝肾亏虚证，湿热蕴结证。

治则：补益肝肾，补血活血，强筋健骨，祛湿除热。

内服方药：生地黄汤加减。

生地黄 10g	赤芍 10g	玄 参 10g	黄 柏 10g
当 归 10g	川芎 10g	茯 苓 10g	盐泽泻 10g
天花粉 10g	牛膝 10g	野菊花 8g	枸杞子 8g

7 剂，水煎服，每天 1 剂，分 2 次温服。

其他治疗：配合中医定向透药疗法加跌打消炎散外敷、中药封包治疗、红外线治疗、伤速康贴膏外用，西医予以关节穿刺抽液、塞来昔布 0.2g 合盐酸乙哌立松 50mg 口服缓解肌肉痉挛以抗炎镇痛。

二诊：患者左足跟部刺痛较前明显减轻，活动后稍加重，无胸痛胸闷，无发热。大小便正常，睡眠欠佳。

按语：本案结合舌诊脉象及患者症状辨证为肝肾亏虚，湿热蕴结，运用生地黄汤内服，以补益肝肾，补血活血，强筋健骨，祛湿除热，配合中医定向透药疗法加跌打消炎散外敷、中药封包治疗、红外线治疗、伤速康贴膏外用，效果显著。

生地黄汤出自元代医家孙允贤所著的《医方大成论》一书，由生地黄、赤芍、川芎、当归、天花粉五味药组成，原方主治湿热蕴结之胎黄、胎热。方中生地黄甘、寒，归心、肝、肾经，最善清热凉血，兼有补肾水真阴之功；玄参苦、咸，微寒，具有清热凉血、滋阴降火之效。二药咸寒苦甘合用，苦能泄热，咸能软坚，入肝肾、入营血分；寒能清热，共作甘寒养阴、咸寒滋阴之用。赤芍微寒、归肝经，增强清热凉血、散瘀止痛的功效；黄柏苦、寒，归膀胱经、肾经，具有清热燥湿、泻火解毒之功效，与生地黄合用以助滋阴清热泻火；佐以当归清热凉血活血；川芎行气调血；天花粉清热消肿。"盐"味咸，乃肾之味，主入肾经，泽泻盐制后可引药入肾，加强利水除湿的作用，利于去湿热而利经络；兼以茯苓渗利水湿，使其从小便而去，则湿无所聚，又能健脾和中，则湿自化；牛膝苦、甘、酸、平，归肝、肾经，具有活血通经、补肝肾、强筋骨、利尿通淋的功效，可兼领诸药之力直入下焦，有利于关节功能恢复；佐以菊花、枸杞子益肝明目、滋补肝肾。综观全方，以祛湿除热，补血活血为主。湿热去，痹证除，可用于治疗由于湿热蕴结导致的两足麻木、痿软、肿痛诸症。卢敏教授根据临床"辨证论治""异病同治"的原则，灵活运用生地黄汤加味治疗跟痛证属湿热蕴结者，效果显著。诸药合用，中西结合，内外兼治，突显中医特色，疗效显著。

【病例3】 赵某，女，57岁，2016年4月初诊。

主诉：双足跟疼痛1年余。

现病史：患者诉1年前无明显诱因出现双足跟疼痛，左侧为甚，休息时减轻，活动后加重，曾2次于我院行住院治疗，予口服非甾体消炎药及足跟局部外用外敷药（具体不详），症状缓解不明显，近2个月出现双足跟疼痛加重，再次就诊。舌暗红，苔薄白，脉细涩。

既往史：既往体健。

专科检查：双足跟部压痛、叩击痛，内侧较明显，无明显肿胀，皮温尚正常，踝部活动可。

辅助检查：双跟骨轴侧位示双侧跟骨骨刺。

诊断：跟痛症，气滞血瘀证。

治则：活血化瘀。

其他治疗：嘱患者每日坚持以患足穿软垫鞋用足后跟连续顿地，力量频率适度，练习200次，每天2组。配合中药自拟活血止痛汤熏洗，浸泡双足20min，煮沸熏洗患足10min，连续2周为1个疗程，注意不负重，少行走。1个疗程后双足跟疼痛明显缓解后出院。嘱可停止熏洗，继续进行顿足。

二诊：1个月后双足跟疼痛基本消失，半年足跟部疼痛未复发。

按语： 中医学对跟痛症早有研究，隋代巢元方称之为"脚根颓"，书云"脚根颓者脚跟忽痛，不得着也，世俗呼为脚根颓"。朱丹溪在《丹溪心法》中称之为"足跟痛"。该患者为跟骨骨刺所导致的气滞血瘀型跟痛症，通过顿足可以起到疏通经络，行气止痛，松解局部粘连，抑制炎症反应，提高神经痛阈，减轻囊内压力的作用，同时配合自拟活血止痛汤熏洗，温热和中药的双重作用，温热可疏松腠理，发汗祛邪，缓解痉挛，疏通经脉，故而得效。跟痛症常用的治疗方法有更换软鞋垫，小腿三头肌牵拉锻炼，中药外洗，局部穴位按揉。

【病例4】 欧某，男，25岁，2016年6月初诊。

主诉：双足跟、足底疼痛半年。

现病史：患者诉2015年12月因长期工作后感双足跟及足底疼痛如针刺，痛处固定，局部拒按，动则加重。患者精神状态一般，未见恶寒发热等不适，纳食可，夜寐安，大小便正常，舌暗红，苔薄白，脉弦涩。

既往史：既往体健。

专科检查：双足跟内侧及足底多处压痛，皮肤完整，皮色正常，皮温明显升高，双足活动可。

辅助检查：双跟骨轴侧位片示双侧跟骨未见明显异常。双跟骨MRI示双足跟骨骨髓水肿并软组织损伤，双踝关节腔积液。

诊断：气滞血瘀证。

治则：活血化瘀。

其他治疗：建议患者住院行双侧足跟克氏针钻孔减压术，患者拒绝，要求保守治疗。顿足疗法，嘱患者开始以较轻力量顿地数次，以后每日循序增加顿地力度及次数，每天2组，配合中药熏洗，连续2周为1个疗程。同时口服三七胶囊。

二诊：治疗1个月后患者诉双足跟疼痛减轻，嘱继续坚持顿足，半年后足跟部疼痛基本消失。

按语：《素问·宣明五气》说，"久立伤骨，久行伤筋。"即持续反复站立和运动会导致筋骨慢性劳损，足跟位于足底，是人体负重的主要部位，故足跟部疼痛最易发生。该患者长期站立工作后足部出现疼痛，为跟骨高压所导致的气滞血瘀型跟痛症，局部血液循环阻滞，瘀血阻滞，脉络痹阻，会导致气血不畅，疼痛定位明确，拒按，行走受限。久行久立，外力压迫，气血运行受阻，气血瘀于脉内，阻塞脉络，不通则痛；脉络阻滞则经气不能正常运行，气不行又无力行血会加重血凝，导致瘀血内阻，"气滞"与"血瘀"构成恶性循环，导致局部疼痛加重。气血运行受阻，不能濡养肢体，不荣则痛，进一步加重局部疼痛。顿足疗法是用患足顿地以治疗足后跟痛，可疏通经络，行气止痛，松解局部粘连，抑制炎症反应，提高神经痛阈，减轻囊内压力的作用，然此法长期坚持方能见效，故要求患者要有耐心，坚持治疗。三七胶囊以三七为主要成分，三七甘、微苦，温，归肝、胃经，功能散瘀止血，消肿定痛，配合顿足疗法，常获良效。

【病例 5】 王某，男，60 岁，2019 年 7 月初诊。

主诉： 左足底部疼痛 50 余天。

现病史： 患者于 50 天前无明显诱因出现左足底足跟疼痛，呈间断性隐痛，行走活动后症状明显，曾于 3 月 13 日到我院骨科门诊就诊，诊断为"跖筋膜炎"，予以冲击波治疗及中药方剂局部外用（具体不详）等治疗，症状稍缓解，但病情反复发作，今为进一步治疗来我院门诊就诊，现见左足底部疼痛，活动不利，久行久立后症状明显，神清，精神可，夜寐欠佳，饮食可，时有腹胀，二便调。舌质红，苔薄白，脉弦细。

专科检查： 双下肢轻度肿胀，轻度凹陷性水肿，左足底部未见明显肿胀，肤色正常，肤温未见升高，左底部压痛阳性，以跖筋膜起点处压痛明显，左踝关节屈伸活动良好，趾端末梢血供感觉良好。右侧足底部专科检查正常。

辅助检查： X 线片示左跟骨下缘骨刺形成。

诊断： 跟痛症，气虚血瘀证。

治则： 健脾益气，活血化瘀。

内服方药： 跌打消炎散。

其他治疗： 予以塞来昔布胶囊剂口服抗炎镇痛；配合外用中医定向透药疗法（活血安痛酒）、中药封包治疗（跌打消炎散）活血化瘀、红外线 TDP 治疗等。嘱患者注意休息，加强营养；建议行顿足锻炼。

二诊： 2 周后患者复诊，诉左足底部疼痛较前缓解。

按语： 足跟痛临证中十分常见，多发生于中老年患者。治疗方法较多，如药物泡脚、药物外敷、局部封闭疗法、镇痛药物、中药汤剂等，多不尽如人意。历代医家责之肾虚、寒湿等，投以温补或祛寒湿之品，多数效不佳。"痛则不通"，由初始痛，活动后稍减可知非虚非寒，实为络瘀阻滞。该患者中西结合治疗，急则治其标，西医予以口服塞来昔布胶囊剂以快速抗炎镇痛，中医运用中医定向透药疗法（活血安痛酒）加中药封包治疗（跌打消炎散），以活血化瘀止痛，红外线 TDP 消炎止痛。活血安痛酒、跌打消炎散属于我院（湖南中医药大学第一附属医院）特制药。其中跌打消炎散由 16 味中药组成，方中当归辛甘而温，为血中之气药，可消肿止痛，补血活血，且化瘀而不伤正，配以赤芍，加强活血祛瘀之力。大黄、羌活皆为活血止痛之良药，配合使用有助于活血祛瘀之功，还能增行血止痛之效，且能消痈散结，对急性软组织挫伤、外伤瘀血等有很好的治疗作用，具有消肿快、止痛效果好、康复时间短、不良反应小等优势。

（九）下肢肌肉血肿

【病例】徐某，男，42 岁，2022 年 7 月 21 日初诊。

主诉：因外伤致右小腿疼痛 20 余天。

现病史：患者自诉 20 天前因打乒乓球突然跳跃后出现右下肢异常响声，后发现小腿疼痛，遂于我院就诊，MRI 提示右侧腓肠肌挫伤并血肿形成，对症予以外敷中药，加口服药物后症状有所缓解。现见右小腿稍有肿胀，皮下瘀斑，肤温可，压痛，余无特殊不适。舌暗红，苔薄白，脉弦涩。

既往史：糖尿病史 4 年，血糖控制情况不详。

专科检查：右小腿稍有肿胀，皮下结节感，活动度可，压痛。

中医诊断：伤筋，气滞血瘀证。

西医诊断：右小腿后侧肌群挫伤（血肿形成）。

治则：活血化瘀。

内服方药：桃红四物汤加减。

桃　仁 3g	红花 5g	生地黄 10g	白　芍 15g
当　归 10g	川芎 10g	泽　兰 10g	醋没药 10g
醋乳香 3g	甘草 5g		

14 剂，水煎服，每天 1 剂，分 2 次温服。

其他治疗：嘱患者注意防寒，暂不过多运动，建议全休 2 周。口服盐酸乙哌立松，每次 1 片，每天 3 次。外用如意金黄散，组成为姜黄、大黄、黄柏、苍术、厚朴等，清茶或葱酒调敷患处。外用跌打消炎散，组成为大黄、栀子、香附、金银花、蒲公英等，可与如意金黄散混合后，凡士林或清水调敷患处。

按语：腓肠肌是小腿最表浅肌肉，功能主要是辅助膝关节屈曲和伸展，协助维持膝关节的稳定。过度负荷、爬陡坡及姿势不当等均可使腓肠肌过度牵拉，最终导致腓肠肌筋膜损伤粘连，产生无菌性炎症而引起疼痛，疼痛的部位主要为小腿后侧，有些还伴有患侧小腿酸困不适。中医学将其归为"转筋""抽筋"的范畴，病机上与气滞血瘀、肝肾亏虚有关。因外伤筋骨损伤致病，血脉受损，气血瘀滞，经脉不通，不通则痛，故有局部肿胀疼痛。经舌脉辨证为气滞血瘀证，予以活血化瘀，行气止痛之桃红四物汤加减。同时配合如意金黄散、跌打消炎散，内外兼治，促进筋伤修复。

三、骨病

（一）骨关节炎

【病例 1】 王某，女，64 岁，2022 年 7 月 14 日初诊。

主诉：左腕关节疼痛、活动受限 10 余天。

现病史：患者于 10 余天前因搬东西时扭伤左腕关节，后见疼痛，活动受限，于当地医院就诊治疗后疼痛肿胀缓解。现见左腕关节肿胀畸形、疼痛，劳累和受凉后加重。20 余年前受外伤后行开放复位内固定术。纳寐可，二便调。舌淡红，苔薄白，脉弦。

既往史：左腕关节开放复位内固定术。

专科检查：左腕关节肿胀，畸形，压痛(＋)，正中神经叩击试验(－)，尺偏试验（－）。

治则：补益肝肾。

中医诊断：痹证，气血瘀阻、肝肾亏虚证。

西医诊断：左桡骨远端畸形（创伤、术后）。

其他治疗：嘱患者平时注意保护，少用手活动，护腕保护，悬吊等。

内服活络消痛胶囊，每次 4 粒，每天 3 次；艾瑞昔布，每次 1 片，每天 2 次。同时外用温阳祛寒足浴液，组成为桂枝、麻黄、生川乌、生草乌等，每次 125ml 加入足浴盆中泡浴（加生姜、陈醋）。青鹏膏，以温阳祛寒足浴液熏洗后涂于患处。

按语： 腕关节创伤性关节炎是临床上发病率较高的一类疾病，临床表现为腕关节疼痛、肿胀、活动受限等，严重影响正常生活。中医学将其归为"痹证"的范畴，病机上与肝肾亏虚有关，体虚受风寒湿气成痹。本病本虚标实，肝肾脾虚为本，瘀阻、湿滞为标。治疗筋伤应掌握分期，根据"热者寒之，寒者热之，坚者削之，留者攻之，结者散之，劳者温之"的原则，进行辨证施治。活络消痛胶囊由刺五加浸膏、威灵仙、当归、制川乌、制草乌等为基础研制的传统中药制品，可通经活络，舒筋止痛，用于风寒湿痹，经络闭塞，筋骨疼痛，四肢麻木等。痹证日久不愈，反复发作，易致气血亏虚，脏腑损伤，故在祛邪的同时，重用刺五加补中益精，滋养脾胃；当归、丹参活血祛瘀止痛；乳香、没药对内宣通脏腑气血，对外透达经络。现代药理研究表明，活络消痛胶囊具有镇痛、抗炎、改善血流动力学、改善微循环、免疫调节等作用。配合温阳祛寒足浴液外用，可增强温阳散寒，通痹止痛之功。

【病例 2】 刘某，女，76 岁，2021 年 3 月 11 日初诊。

主诉： 左膝疼痛、活动不利 1 年，加重半年。

现病史： 患者于 1 年前无明显诱因出现左膝关节疼痛、活动不利，未行任何治疗，于半年前无明显诱因症状加重，于附近中医院诊治，具体不详。现见左膝关节疼痛，以内侧为主，疼痛呈阵发性，痛甚活动不利，上楼时膝关节屈伸受限，稍有跛行，双下肢恶寒，得温痛减，精神状态一般，思虑重，纳寐可，二便调。舌暗红，苔白，脉细。

既往史： 既往有左乳腺癌切除史，右肩部及左膝部曾有骨折外伤史（具体不详）。否认食物及药物过敏史。

专科检查： 膝股四头肌未见明显萎缩，左膝关节软组织未见明显肿胀，肤温未见明显升高，髌骨下缘压痛，左下肢回旋挤压试验内旋（＋）、外旋（－），伸膝抗阻试验（＋），抽屉试验（－），侧扳试验（－），麦氏征（－），屈伸活动稍有摩擦感。

　　辅助检查：X 线片检查示膝关节有骨性增生，胫骨隆突高尖。

　　诊断：膝痹病，肝肾亏虚、筋脉痹阻证。

　　治则：益肝肾，补气血，祛风湿，止痹痛。

　　内服方药：独活寄生汤加减。

独　　活 10g	槲寄生 10g	秦艽 10g	防　风 10g
细　　辛 3g	桂　枝 10g	陈皮 15g	熟地黄 20g
牛　　膝 10g	茯　苓 10g	甘草 5g	安痛藤 10g
醋五灵脂 10g	制川乌 3g	黄芪 20g	

　　　　　　　　　　　　　　7 剂，水煎服，每天 1 剂，分 2 次温服。

　　其他治疗：结合中药封包治疗，配合如意金黄散（院内制剂）、跌打消炎散（院内制剂）外敷，以活血化瘀止痛。嘱避风寒，慎起居，畅情志，不适随诊。

　　二诊：1 周后患者诉双膝关节疼痛较前明显好转。

　　按语：中医学将膝骨关节炎称为"膝痹"，患者系老年女性，膝关节疼痛，屈伸不利，恶寒，素体肝肾亏虚，肝主藏血，肾主藏精，肝肾同源，精血亏虚，不能濡养经脉，而致筋骨失于濡养，舌暗红苔白，脉细，辨证为肝肾亏虚证。患者曾有膝关节外伤史，而跌打损伤是骨关节炎非常重要的致病因素。因跌打损伤，血溢脉外便为瘀，留于筋骨关节，经络阻塞，使营卫失调，卫外不固，且瘀血不去，新血不生，骨骼肌肉失于濡养，而使关节疼痛，即外伤致瘀、致痹。故有"恶血留内，发为痹痛"之说。患者伴有膝关节恶寒、得温则减的症状，这与《素问·长刺节论》中"病在骨，骨重不可举，骨髓酸痛，寒气至，名曰骨痹"描述类似。《内经》云痹证之因，为内外相合，即正虚和外邪同时存在，缺一不可，治疗上应扶正与祛邪兼顾。故本案以补益肝肾为治疗大法，以独活寄生汤为基础加减化裁以止痹痛，益肝肾，补气血，祛风湿，止痹痛。方中独活辛苦微温，长于除久痹，治伏风，祛风寒湿邪以蠲痹止痛，为君药。秦艽、防风祛风湿，止痹痛；细辛辛温发散，祛寒止痛；桂枝温通经脉共为臣药。槲寄生、牛膝补肝肾而强筋骨，其中槲寄生兼能祛风湿，牛膝兼能活血利肢节。慢性筋骨疾病，病程较长，容易耗伤气血，气血不足，血不养筋，容易滋生筋骨疾病，作为膝骨关节炎内生因素，是膝关节治疗的重点，针对此运用黄芪、熟地黄补气益精血。茯苓渗湿利水，陈皮健脾燥湿化痰，两药合用，既能健脾湿，又能防止大批温燥之品伤及脾胃。安痛藤、川乌合用可祛风除湿，舒筋活络，温经止痛；五灵脂活血化瘀止痛，甘草调和诸药。方症相应，故能收获良效。

本案为肝肾亏虚型膝痹病病案，病机总属"本虚标实"。依据"急则治其标，缓则治其本"的基本治则，多用补益肝肾，强筋健骨，益气养血等法治本，用舒筋活血，温经祛寒，通络止痛等法治标。中医药及其相关治疗方法仍然是国内治疗膝骨关节炎的主要手段，其中以药物治疗为主，与多种方法相结合，具有疗效明显、价格低廉、方法多样、不良反应少的独特优势。卢敏教授在遵循古人的治法上，结合湖湘地域特色，总结大量的临床病例，提出膝关节炎的中医病机为"虚、毒、瘀"。"虚"者，卢敏教授认为膝骨关节炎作为中老年人常见疾病，年老者多气血亏虚、肝肾亏虚，一者长期气血亏虚则经脉失于濡养，筋不束骨；二者肝肾亏虚，肝主筋，肾主骨，肝肾与筋骨关系密切，肝肾亏虚，精血不足，则筋骨不坚。两者相合，即中医学所谓不荣则痛，且易导致"筋出槽，骨错缝"等病理改变。"毒"者，卢敏教授认为或因气血亏虚，腠理疏松，卫气不固，加之地理气候等因素影响，风、寒、湿三气夹杂，从表而入，或因脏腑亏虚，痰浊内生，病理有形之邪阻滞气机，气机不通，不通则痛。外邪作为膝骨关节炎的特殊病机，将其规划为"毒"的范畴，"瘀"者，久病多瘀，瘀血不去，血不归经，筋脉长期失于濡养则容易造成筋不柔，骨不坚，从而成为致病因素。卢敏教授根据中医病机提出补益气血，调理肝肾，散寒除湿，搜风祛痰，活血通络五大治法。针对膝骨关节炎的不同证型，在辨证的基础上，配合选取中医外治疗法，在治疗上争取内外兼调，力求恢复膝关节内外应力平衡，最终达到"骨正筋柔"的目的。

【病例3】李某，女，62岁，2017年4月11日初诊。

主诉：左膝关节疼痛、乏力1年余。

现病史：患者诉 2015 年 10 月不慎扭伤左膝关节，当时无明显疼痛，未引起重视，自行购买膏药外贴，症状稍有好转。2016 年 2 月，患者行走于马路时被电动摩托车撞伤，出现左膝关节疼痛加重，辗转多家医院就诊，疗效不佳。现见左膝关节疼痛，疼痛呈持续性，与天气变化相关，久行久立后感左膝关节疼痛加重，伴有无力感，久坐起身后时有左膝无力感，需左手扶膝才可起立，上下楼梯可，无明显缓解体位，行走时偶有弹响，无交锁，饮食一般，夜寐欠安，二便正常。舌淡红有瘀斑，苔薄白，脉弦。

既往史：既往有车祸外伤史，否认其他病史，否认食物及药物过敏史。

专科检查：左膝关节未见明显肿胀，髌周无压痛，膝关节后侧压痛明显，浮髌试验（±），抽屉试验（-），侧方试验（-），麦氏征（-），回旋研磨试验（-），左膝关节伸直时疼痛明显，膝关节活动度尚可，下肢肌力、肌张力可，生理反射正常，病理反射未引出。

辅助检查：X 线片示左膝关节退行性变。

诊断：膝痹病，气虚血瘀证。

治则：补气活血，祛邪通络。

内服方药：补气活血通络汤加减。

黄　芪 30g	当　归 10g	防　风 6g	细辛 3g
醋乳香 10g	醋没药 10g	怀牛膝 10g	木瓜 15g
生牡蛎 10g	蜈　蚣 1 条	甘　草 3g	

10 剂，水煎服，每天 1 剂，分 2 次温服。

其他治疗：①中药外治，舒筋活络外敷包合活血安痛酒局部热熨。②膏药外贴，每次 1 片，外贴患处，每天 1～2 次。③西药内服，硫酸氨基葡萄糖胶囊，口服，每次 1 粒，每天 3 次。嘱患者注意膝关节防寒保暖，忌下蹲，忌长距离行走、爬山、跑步等。

二诊：上述方法治疗 2 周后复诊，诉膝关节疼痛、无力感较前明显缓解，仍畏寒，并只接受服用中药及硫酸氨基葡萄糖胶囊，拒绝其他药物。故予原方加淫羊藿 10g，白芷 10g，乌梅 10g。再进 10 剂，并嘱患者症状改善后注意保护关节，坚持长期口服保护关节软骨的药物。服药后膝痛症状改善明显，随访半年未发作。

按语： 本案为气虚血瘀型膝痹病，患者系老年女性，形体消瘦，素体脾胃虚弱，脾失于健运，不能运化水谷精微而致气血亏虚，一者不能濡养经脉，经脉失于濡养，不荣则痛；二者卫气由水谷精微中剽悍的部分所化生，卫气不固，外邪由皮肤腠理而入，阻滞经络，而致不通则痛。跌打损伤是骨关节炎非常重要的致病因素，血溢脉外便为瘀，留于筋骨关节，经络阻塞，而使关节疼痛，即外伤致瘀。结合患者舌苔、脉象，辨证为气虚血瘀证。在辨证基础上以补气活血、祛邪通络为治疗大法，方选补气活血通络汤加减。

方中重用黄芪，黄芪甘、温，长于补气健脾；当归甘、辛而温，既能补益气血，又能活血通络。黄芪和当归共用，取自于《内外伤辨惑论》，在此运用有大补气血之功。因黄芪能健脾，而脾胃为气血生化之源，故卢敏教授常遵循古法，重用黄芪，其理论来源于气能生血，气能行血，两药配伍补而不滞，生化有源。防风祛风除湿止痉；细辛祛风散寒，通脉止痛，两药合用可加强祛风除湿通络之效。醋乳香活血化瘀，醋没药散瘀止痛，两药合用可加强活血化瘀，消肿定痛之效。怀牛膝补益肝肾，引药下行，朱丹溪有云："筋骨风痛在下者，牛膝最适。"木瓜舒筋通络，长于走下肢，在辛温燥烈的队伍中又能防止燥烈伤津。生牡蛎咸寒软坚，又兼有收敛肾精之功，肾精充足则能强筋壮骨。患者筋伤日久，失于诊治，久而成痹，非一般祛风化湿、活血化瘀之药所能及，故方中加用蜈蚣，其生性走窜，善于走而不守，力效能深达筋骨，外出皮腠，能搜风通络、祛除顽疾。甘草调和药性。诸药配伍使用，共奏补气活血，祛邪通络之效。本案中以内服药为主，配合本院自制膏药伤速康贴膏。伤速康膏药长于活血化瘀，消肿定痛，并辅以中药外敷包和活血安痛酒。中药外敷包由温经散寒、通络止痛之药物组成；配合活血安痛酒，酒性升散，能引药直达病所。酌情选用硫酸氨基葡萄糖以润滑关节。诸法合用，证药相应，从而有效改善骨关节炎患者的整体功能。患者畏寒不解，卢敏教授认为肾为一身阴阳之根本，肾阳亏虚，内不能温煦脏腑经络，外不能温煦皮肤腠理，故复诊时加用淫羊藿、白芷、乌梅等药物，以加强温肾散寒之功，如此药证合拍，则诸症自除。

【病例 4】 杨某，女，66 岁，2020 年 6 月 19 日初诊。

主诉： 双膝疼痛 10 余年，加重 1 年。

现病史： 患者诉 10 余年前无明显诱因出现双膝关节疼痛，活动不利，以下蹲时疼痛明显。右膝时有肿胀，多次在当地医院行膝关节封闭治疗，疼痛仍反复发作。1 年前无明显诱因症状加重，右膝屈伸不利，疼痛难忍，今日患者症状再发，遂前往我院就诊。现见右膝关节肿痛，活动不利，偶有交锁感，以上下楼梯、下蹲起立时疼痛加重，左膝偶有不适。患者精神状态一般，未见恶寒发热等不适，纳食欠佳，夜寐安，大小便正常，体重未诉明显改变。舌淡，苔薄白，脉弦细。

既往史： 既往患有高血压病 10 余年，现自行口服降压药物，血压控制较差；有高脂血症病史，现口服降脂药物，血脂控制不详。未询及食物及药物过敏史。

专科检查： 双膝股四头肌无明显萎缩，右膝关节软组织轻度肿胀，右膝内翻畸形，右膝浮髌试验（±），麦氏征（＋），髌骨研磨试验（＋），抽屉试验（－），屈伸活动时稍有摩擦感，屈曲活动受限（100°）。左膝关节内侧压痛，浮髌试验（－），麦氏征（－），屈曲活动受限（100°）。

辅助检查： X 线片示双膝退变，骨质增生，骨板下骨质疏松；右膝关节股骨外缘、胫骨内侧缘、髌骨后侧缘骨质增生，右膝内侧关节间隙变窄。

诊断： 膝痹病，气虚血瘀证。

治则： 补气活血通络。

内服方药： 四神煎合四味健步汤加减。

黄　芪 60g	牛膝 30g	金银花 15g	石斛 30g
蜜远志 15g	丹参 30g	赤　芍 15g	茯苓 30g
桂　枝 10g	大枣 10g	甘　草 10g	

7 剂，水煎服，每天 1 剂，分 2 次温服。

其他治疗： 结合中药封包治疗，配合跌打消炎散（院内制剂）外敷活血止痛。嘱患者避风寒，慎起居，畅情志，少爬楼、爬山，坐便器如厕，不适随诊。1 个月后，患者诉双膝关节疼痛较前明显好转。

按语： 肢体的运动有赖筋骨的功能，若筋不能束骨，骨失所束，则枢机不利，关节行动不灵便，继发局部骨质损伤，导致局部气血瘀滞，不通则痛，反作用于筋，使筋失其所附。因此，只有骨的结构与发育正常及筋柔顺舒展才能使得关节运动自如。卢敏教授提出"骨正筋柔"是对骨与筋的关系和各自生理特性的精练概括。膝为筋之府，只有筋柔顺舒展才能使得气血流畅，从而使膝关节得气血滋养而不易退变，即筋柔则骨正。膝骨关节炎的发生发展离不开筋的改变。其始发部位在软骨（筋），关节软骨的变性和破坏引起膝关节应力异常而致关节炎，这是筋失其柔则骨失其正的病理过程。骨正则筋柔，膝骨关节炎的发生与骨性不匹配也密切相关。

本案患者系老年女性，素体正气亏虚，脾胃不足，纳食欠佳，气血亏虚，一者不能濡养筋脉，二者气虚推动无力，血液瘀滞筋脉，发为本病。结合患者舌苔脉，辨证为气虚血瘀证，故本案以补气活血通络为治疗大法，旨在柔筋。方选四神煎合四味健步汤加减，方中重用黄芪，用来扶助正气以统领诸药直达病所，蠲痹除滞，祛邪外出。牛膝味苦、酸、性平，益阴壮阳，强健筋骨，祛瘀止瘀，善治膝关节屈伸不利。石斛味甘淡，性偏寒，可养阴生津清热。远志味辛、苦，性微温，补益心肾，以杜绝邪气内传之路，预安未受邪之地，又能祛痰消痈肿。金银花甘寒，清热解毒之功颇佳，此可消除因瘀而化热的关节肿痛，且可制约其余诸药的温热之性。丹参、赤芍皆有活血之效，桂枝温通经脉，甘草、大枣调和诸药，缓急止痛。诸药合用，共奏补气活血通络之功。配以跌打消炎散（院内制剂）外敷活血止痛。药证合拍，故获良效。

【病例 5】刘某，男，63 岁，农民，2019 年 6 月 28 日初诊。

主诉：反复双膝疼痛 10 年，右膝肿痛加重 7 天。

现病史：患者于 10 年前无明显诱因出现双膝关节酸胀疼痛，多于下蹲、上下楼梯、久行久立时出现，休息时可缓解，多次就诊于当地医院，予药物口服及膏药贴敷（具体不详）等治疗，症状可缓解，但易反复，且 10 年来症状逐年加重。7 天前劳累后右膝关节疼痛加重，伴肿胀、屈伸活动受限，今为进一步治疗前来就诊。现见双膝关节疼痛，以右膝膝前及内侧为主，疼痛持续，夜间及屈伸活动时加重，右膝关节喜冷恶热，食纳可，夜寐欠安，盗汗，口干苦，大便干，小便正常。舌质红，苔薄白，脉弦细。

既往史：既往有高血压病史，未规律服用降压药。

专科检查：步态蹒跚，右膝关节肿大，皮色正常，肤温稍高，髌骨下缘脂肪垫区域压痛及内侧间隙压痛明显，屈伸活动不利，侧方挤压试验（+），回旋挤压试验（+），浮髌试验（+），髌骨研磨试验（-）。

辅助检查：X线片示关节退变，轻度骨质增生，软骨下骨硬化，关节间隙稍变窄。

中医诊断：膝痹病，阴虚血瘀证。

西医诊断：膝骨关节病局部筋结型。

其他疗法：①予中医特色手法，坐位调膝法，舒筋、柔筋、调筋，患者膝痛即刻减轻。②取触诊压痛点及血海、梁丘穴位标记，用臭氧水、2%利多卡因，1∶1局麻后，标记点针刀（刃针）治疗；关节穿刺抽液30ml，关节腔内注射浓度在25μg/ml臭氧水15ml。③膝痹埋线五穴，经外奇穴（膝外疾：梁丘上、外各1寸；膝内疾：血海上、内各1寸）；下风湿（天枢下2寸旁开0.5寸）；阳陵泉。患者用上述方法治疗后肿胀消退，疼痛即刻大减，步态平稳。④中医辨证。患者证属久病入络成瘀而化热，久则伤阴，气虚阴亏，与卢敏教授痹病"虚、瘀、毒"病因病机一致。治宜益气养阴祛邪，清热解毒，活血通利关节，予四神煎加减调治2周，方由生黄芪、川牛膝、远志肉、石斛、红花、川芎、金银花等组成，嘱以法煎服。⑤嘱其平时在家自行股四头肌等长收缩练习，并按压内外膝眼、足三里穴位进行保健预防。

按语： 骨伤"慢性筋骨痹病"临证应先辨明疾病，然后辨病的证候属性，触诊病位关节局部情况及压痛点，病、证、位既明，融合中医外治法与现代医学诊疗设备及技术，快速减轻患者病痛；再辨古今专方专药的应用，标本兼治。

本病由于病情反复发作或风寒湿邪久郁，日久化热，耗气伤阴，常形成"虚、瘀、毒"寒热虚实错杂之病机。《医碥·杂症》云："气、血、水三者，病常相因。"气虚血瘀而阻滞气机，影响脏腑之气化功能，使水津失布，或聚而成湿，或停而为饮，或久聚成痰，复与热结。《灵枢·阴阳二十五人》云："其经络之凝涩结而不通者，此于身皆为痛痹。"强调湿热痰瘀、气虚阴伤等在膝痹病病机中的重要地位。因此，依照卢敏教授经验，治疗膝痹病应从多环节、多靶点入手，治疗要全程干预、分期分级多管齐下，提倡治未病的思想，同时重视宣教。再选药组方始可见效。方选《验方新编》之四神煎加减，具有益气养阴、清热除湿、补肾祛瘀、化痰通络之功效，由此亦可反推其临床亦适用于气阴不足、肾虚血瘀、湿热痰阻之证。

膝痹病为临床多发常见慢性病，中医精准治疗干预更有优势与特色，根据卢敏教授治疗慢性筋骨疾病理念，通过手法调整结构，发挥"骨正筋柔"的治疗原则，痛点针刀（刃针）手法切、割、拔、刺，局部穴位刺激松筋，穴位埋线通经络，臭氧水、利多卡因消炎止痛的作用中西融合，中药辨证论治调补脏腑、气血，医患合作防控本病复发，远离膝痛。同时注重健康教育，珍"膝"未来，做到：①早预防，早诊断，精准治疗。②生活中自我保健，积极护膝，坚持"四要与七不要"，即要减重、保暖、科学运动、积极治疗基础疾病；不要久行、久站、受寒、穿高跟鞋、剧烈运动、爬楼、爬山。③可使用手杖或助步器等辅助工具，减轻受累关节的压力，增加稳定性。④合理膳食，可以多吃含优质蛋白质、钙质、胶原蛋白的食物，如奶及奶制品、豆及豆制品、鱼虾、海带、黑木耳、鸡爪、猪蹄、羊腿、蹄筋等，这些既能补充蛋白质、钙质，预防骨质疏松，又能营养软骨，还能补充雌激素，使骨骼、关节更好地进行钙质代谢，减轻关节炎的症状。

（二）骨质疏松症

【病例1】黄某，女，61岁，2020年5月25日初诊。

主诉：腰背部反复疼痛6年余。

现病史：患者6年前无明显诱因出现颈、胸背部疼痛，呈持续性隐痛，自行服药及外敷膏药后（具体不详）症状未见明显好转，未予系统治疗。现见颈、胸背部广泛性疼痛，活动时牵扯痛，无明显减轻体位，饮食尚可，夜寐欠安，二便正常。舌淡红，苔薄，脉细数。

专科检查：脊椎生理曲度存在，活动度可，无明显侧弯畸形，无红肿疼痛，颈、胸、腰椎棘突广泛性压痛。

辅助检查：缺。

诊断：骨痿，气血不足、肝肾亏虚证。

治则：滋补肝肾，强筋健骨。

内服方药：六味地黄汤加减。

熟地黄 10g	黄 柏 10g	山 药 10g	牡丹皮 10g
茯 苓 10g	山茱萸 10g	盐知母 20g	盐泽泻 10g
玄 参 10g	金银花 10g	三 七 10g	野菊花 10g
鸡血藤 10g	路路通 10g	醋延胡索 10g	

14 剂，水煎服，每日 1 剂，分 2 次温服。

其他治疗：规范抗骨质疏松治疗。

二诊：1 个月后患者复诊，诉疼痛症状较前稍有缓解，继续原方案治疗。

按语： 患者为老年女性，已绝经，肾为先天之本，藏精、主骨、生髓。肾、骨、髓三者生理密切相关，病机相互影响。肾中精气内寓元阴元阳，偏于阳虚则虚寒，偏于阴虚则虚热。绝经后妇女和老年人天癸竭绝，加之各种致病因素，肾精逐渐亏虚，或阴损及阳，或阳损及阴，骨髓化源不足，骨络失于滋荣，骨枯而髓减，以致骨量减少，骨质疏松，甚至骨折而发为本病。

目前，中西医结合治疗骨质疏松症的疗效并非想象中那么优良，很多的老年患者对症治疗后依然存在周身酸楚疼痛甚或骨质疏松性骨折。究其原因，卢敏教授以为诸多学者对于骨质疏松症这一疾病停留在骨微观结构改变的认识，这种对骨的微观认识可以解释为何骨的质量丢失，但不能很好地解决骨质丢失。从治疗角度来看，必须用宏观结合微观的角度去选择治疗方法。从微观来说，药物治疗补钙、补磷及调节骨代谢；从宏观来说，则应弘扬中医整体治疗的理念，通过中药内服调整全身体质，通过练功活动调畅全身气血。因此，在本案病患的治疗中，依其辨证，就其舌淡红，苔薄，脉细数，周身疼痛等表现，辨为肝肾亏虚，故予六味地黄汤滋补肝肾，强筋健骨。方中重用熟地黄为君药，填精益髓，滋补阴精。臣以山茱萸补养肝肾，并能涩精；山药双补脾肾，既补肾固精，又补脾以助后天生化之源。君臣相伍，补肝脾肾，即所谓"三阴并补"。熟地黄以滋补肾之阴精为主。凡补肾精之法，必当泻其"浊"，方可存其"清"，而使阴精得补。且肾为水火之宅，肾虚则水泛，阴虚而火动。故佐以泽泻利湿泄浊，并防熟地黄之滋腻；牡丹皮清泻相火，并制山茱萸之温涩；茯苓健脾渗湿，配山药补脾而助健运。此三药合用，即所谓"三泻"，泄湿浊而降相火。玄参滋阴清热，本患者虽无阴虚火旺之证，但脉细数已有阴虚火旺之意，故配玄参、金银花、野菊花清热解表，取"治未病"之意。三七、延胡索活血化瘀，路路通祛风活络，以通经络，止痹痛。同时指导患者进行功能锻炼，促进疾病康复。

【病例 2】袁某，女，73 岁，2017 年 10 月 27 日初诊。

主诉：腰背部疼痛、活动受限 3 个月余。

现病史：患者 7 月份开始出现腰背痛及活动受限，程度中等，自行膏药外贴、卧床静养稍有缓解。10 天前腰背痛症状加重，转身困难，至湖南省某医院诊疗，CT 检查示腰椎退变、骨质疏松，予脱水消肿、镇痛消炎等治疗，具体不详，症状无明显好转，遂今日来我院诊治。现见腰背部疼痛，活动受限，翻身困难，不能走远，无双下肢麻木、疼痛，有行走困难，无间歇性跛行、会阴部麻木、大小便费力等症状，发病以来睡眠可，二便正常。

专科检查：腰椎生理曲度变浅，腰围固定在位，T_7～L_5 棘突及棘突旁有明显压痛，腰椎屈伸功能受限，转侧困难，直腿抬高试验（－），肢端感觉血供可。舌暗，苔薄，脉弦细。

辅助检查：胸腰椎退行性变，L_5～S_1 间盘右后突出；$L_{2～3}$、$L_{3～4}$、$L_{4～5}$ 间盘膨出；椎间盘变性；椎体骨质增生，多个腰椎对应缘终板炎。T_{10}、T_{12}、L_1 椎体陈旧性压缩表现。骨密度检测报告 T 值为 –3.21，Z 值为 –0.49，提示骨质疏松。

诊断：腰痹，肝肾亏虚、气虚血瘀证。

治则：理气活血，滋补肝肾。

内服方药：身痛逐瘀汤加减。

秦艽 10g	川芎 6g	独活 10g	防风 10g

赤芍 6g	香　附 10g	当归 10g	熟地黄 15g
牛膝 15g	茯　苓 15g	杜仲 15g	白　芍 15g
桂枝 10g	炙甘草 6g	党参 15g	

7 剂，水煎服，每日 1 剂，分 2 次温服。

其他治疗：嘱药渣热敷背腰部，每次待药渣凉后揭去即可，每日 1 次。规范抗骨质疏松治疗。

随访：2 周后患者疼痛症状较前明显缓解。

按语：中医学将骨质疏松症归属为"骨痿""骨痹""骨枯"等范畴，主要是肾精不足、骨枯而髓减、骨失滋养所致。该病为全身代谢性疾病，女性绝经后较为常见。患者平素脾胃虚弱，饮食失衡，脾胃运化无力，气血生化不足，气血亏虚；气血亏虚不能濡养经脉，则经脉失养，加之患者年过七旬，肾气衰弱，髓海不足，发为骨痿，此为本虚。气虚不能推动血液运行成瘀，瘀血阻滞经络，不通则痛，故而患者表现为全身多处疼痛。本病以肾精亏虚、骨枯髓减为本，以瘀血痹阻、骨络失荣为标。发病涉及先天禀赋不足与后天外感内伤诸因，病性包括阴阳偏盛偏衰、气血经络不荣不通、寒热虚实标本夹杂。基于骨密度报告 T 值 −3.21，属于严重骨质疏松，结合舌脉，属于血瘀气滞证，遣身痛逐瘀汤加减，治以理气活血，滋补肝肾。方中秦艽、独活通络止痛，祛风湿，当归、川芎活血祛瘀，香附行气止痛，熟地黄、杜仲补肝肾，强筋骨，滋阴补阳，取阴阳相生之意。牛膝疏通经络，甘草调和诸药。

【病例 3】黄某，女，71 岁，2021 年 3 月 19 日初诊。

主诉：腰痛伴双下肢麻木、疼痛半个月余。

现病史：腰部呈持续性酸胀痛，活动受限，翻身困难，双下肢麻木、疼痛，左侧为甚。发病以来腰膝酸软，行走无力，畏寒喜暖，饮食尚可，二便正常。

专科检查：腰椎生理曲度右侧弯，腰椎活动度明显受限，$L_{2\sim3}$、$L_5 \sim S_1$ 棘突压痛，椎旁压痛，伴双下肢放射性疼痛。双侧直腿抬高试验 30°（＋），左侧加强试验（＋），右侧加强试验（−），膝关节屈伸活动可，双下肢肌力、肌张力、感觉可，生理反射正常，病理反射未引出。舌淡胖，苔白腻，脉沉细无力。

辅助检查：2021年岳阳市某医院腰椎正侧位片示脊柱侧弯，胸腰椎退行性变，腰椎椎列不稳，L_2、L_3椎体稍向后移；$L_{2\sim3}$，$L_5 \sim S_1$椎间隙狭窄。

诊断：骨痿，气虚血瘀、肝肾不足证。

治则：理气活血，滋补肝肾。

内服方药：身痛逐瘀汤加减。

当归10g	猪　苓10g	羌　活10g	独　活10g
苦参10g	防　风10g	盐泽泻10g	茵　陈10g
白术10g	麸炒苍术10g	桂　枝6g	炒栀子10g
茯苓10g	砂　仁6g	甘　草6g	牡丹皮10g
黄柏10g			

7剂，水煎服，每日1剂，分2次温服。

其他治疗：规范抗骨质疏松治疗。嘱患者注意休息，加强营养，适当进行太极拳、八段锦等功能锻炼，骨科随诊。

按语：本案为卢敏教授治疗骨质疏松症病案。该病为全身代谢性疾病，女性绝经后较为常见。根据"肾主骨"的理论，肾虚是骨质疏松的发病关键，故治疗宜补肾壮骨，若肾精充足，则筋骨坚硬有力。脾虚则肾精亏虚，骨骼失养，骨骼脆弱无力，以致发生骨质疏松症。故治疗宜兼补气活血，滋肾填髓。本病以肾精亏虚，骨枯髓减为本，以气血不行，瘀血痹阻为标。

（三）股骨头缺血性坏死

【病例1】贺某，男，53岁，湖南省长沙市人，2019年8月22日初诊。

主诉：双髋关节疼痛、活动不利1年余。

现病史：患者于1年前无明显诱因出现双髋关节疼痛持续性胀痛，活动后加重，休息后缓解，未予重视，此后症状反复发作，双髋关节疼痛，活动后加重，畏寒，饮食一般，夜寐安，小便清长，大便正常。舌质暗，苔薄白，左手尺脉弱，右手沉。

专科检查：双髋关节压痛（±），屈髋时疼痛加重，4字试验（+），双下肢肌力、肌张力可，生理反射存在，未引出病理反射。

辅助检查：骨盆 X 线片检查示双髋关节可见不对称关节间隙狭窄，软骨下囊肿形成，可疑股骨头缺血坏死。双髋 MRI 示双髋关节间隙狭窄，右侧股骨头颈骨质疏松，部分似有空泡形成，考虑右股骨头呈缺血性改变。

诊断：骨蚀病，肝肾不足证。

治则：补益肝肾，祛邪通络。

内服方药：补肾活血通络汤加减。

独 活 10g	桑寄生 10g	乌梅 6g	黄 芪 30g
当 归 10g	白 芍 15g	牡蛎 10g	怀牛膝 10g
醋乳香 10g	防 风 6g	细辛 3g	甘 草 3g

10 剂，水煎服，每天 1 剂，分 2 次温服。

二诊：患者自觉患肢胀痛较前减轻，且畏寒症状减轻，症状发作频率明显减少。检查双髋关节压痛（±），屈髋时无明显疼痛，4 字试验（±），双下肢肌力、肌张力可。续用前方 10 剂。

按语： 股骨头缺血坏死属中医学"骨痹""骨蚀"范畴，依其病因可有创伤、药毒、饮食失调、骨痿不坚、先天禀赋不足、肝肾亏虚等分类。此患者年近六旬，肝肾不足，精髓不足，骨失濡养，易发本病。卢敏教授认为骨病求治于肾，以"肾主骨"也，正如《素问·痿论》所云，"肾主身之骨髓。"

肾为先天之本，主骨生髓，肾精充沛，则髓满骨充，腰脊强壮；肾精不足，骨失所养，骨髓空虚，则骨痛。因此，本案结合病证、舌脉，当以调补肝肾，补气活血，祛邪通络为治疗大法，方选补肾活血通络汤加减。方中重用黄芪健脾益气，当归补血活血，黄芪与当归相配，使其补而能行，补而不滞，化生有源；独活祛风胜湿，散寒止痛，偏于走下肢，防风解表祛风，胜湿止痛，与独活相配，加强祛风除湿之功效；细辛祛风散寒，通络止痛，与独活、防风共用，风寒湿三邪俱去也；桑寄生祛风湿，补肝肾，强筋骨；怀牛膝补益肝肾，引血下行，在此处有引经药之功；白芍养血和营，平肝止痛，与当归相配，有四物汤之意，能养血补血，同酸涩乌梅同用，既能养阴，又能防止温燥药耗伤津液；牡蛎咸寒软坚，又能敛精补肾；醋乳香活血散瘀止痛；甘草调和诸药。诸药合用，共奏补气血，养肝肾，祛外邪，通筋络之效。

【病例2】牟某，男，33岁，湖南省长沙市人，2020年4月16日初诊。

主诉：左髋关节疼痛、活动不利3个月余。

现病史：患者于3个月前外伤后出现左髋关节胀痛，无下肢放射痛及麻木，未予重视，近期症状加重，左髋关节疼痛，活动后加重，饮食一般，夜寐安，大小便正常。舌暗红，苔薄黄，脉弦。

专科检查：左髋关节压痛（＋），屈髋时疼痛加重，4字试验（＋），双下肢肌力、肌张力可，生理反射存在，未引出病理反射。

辅助检查：左髋CT示左侧股骨头关节面下多发囊肿，建议MRI检查。左髋MRI示左侧髋关节骨质异常改变，股骨头内信号欠均匀，股骨头关节面下见片状抑脂高信号及斑片状低信号，可见"双边征"，考虑左侧股骨头缺血坏死可能伴左侧髋关节积液，请结合临床。

诊断：骨蚀病，气滞血瘀证。

治则：活血化瘀，通络止痛。

内服方药：桃红四物汤加减。

桃仁10g	红 花10g	当 归10g	丹 参20g
杜仲10g	骨碎补10g	川续断20g	熟地黄20g
白芍15g	地 龙6g	牛 膝10g	黄 芪60g
甘草6g			

10剂，水煎服，每天1剂，分2次温服。

其他治疗：伤速康膏药于疼痛处贴敷，敷贴时间不超过8h。嘱患者避风寒，减少负重，双拐步行。

二诊：患肢自觉症状减轻，复查影像学结果提示骨髓水肿较前明显减少，予以院内制剂桃红四物液续服。

按语：患者因外伤后引起左髋部疼痛，结合影像学检查与当前症状，该病属中医学"骨蚀"范畴。因此，本案以活血化瘀，通络止痛，兼补益气血为治疗大法，方选桃红四物汤加减。方中当归补血活血，丹参、白芍、当归三药配伍能补血行血，补而能行，补而不滞。重用黄芪益气健脾，以滋后天之本；骨碎补、续断补肾强骨，续伤止痛；牛膝补益肝肾，强筋壮骨；红花能活血化瘀；地龙通经活络；甘草调和诸药。全方合用可补肝肾之不足，以治其本，恢复机体推动气血运行之功能，又可活血散瘀，治其标，配合使用膏药外治改善局部血液循环，提高股骨头修复能力。

卢敏教授认为，创伤为引起股骨头缺血坏死的重要原因，其病机是由于创伤后机体局部出现气血不畅，发生血瘀，阻断或闭塞血管，使骨骼不能得到血管的滋养，久而久之则发生股骨头坏死。又因久病则必虚也，所以卢敏教授主张在活血化瘀扩血管的同时，辅以补虚，这样才能达到治疗股骨头坏死的理论效果。桃红四物汤可活血通脉，养血和营，诸药配伍，则邪祛正复，血脉通利，髓得所养，并可阻断股骨头缺血坏死之变。

（四）骨髓水肿

【病例 1】 祝某，男，15 岁，2022 年 6 月 23 日初诊。

主诉：右膝关节术后 3 个月余，阵发性疼痛 1 个月余。

现病史：患者自诉 3 个月余前运动时不慎受伤，致右膝关节疼痛，活动受限，并于 2022 年 3 月 11 日至湘雅医院就诊，完善相关检查诊断为髌骨脱位，膝关节软骨损伤，于 2022 年 3 月 12 日行右侧髌骨脱位闭合复位术，关节软骨修复术，膝关节镜下膝关节清除术，术后恢复可，于 3 月 22 日出院。1 个月前患者行走时突发右膝关节疼痛，持续 4 天后缓解，昨日上述症状再发，为进一步治疗来我院就诊。现见右膝关节疼痛，痛如针扎，不可触及，行走活动时尤为明显，卧床休息亦有疼痛，伴关节卡压感，屈伸活动受限，口干不苦，食纳可，夜寐欠安，大小便可。舌紫暗，苔白腻，脉弦细涩。

既往史：既往体健。

专科检查：右膝关节肿胀，肤温稍高，膝关节正中可见长约 8cm 手术瘢痕，内侧可见长约 25cm 手术瘢痕，右膝关节髌骨、髌下脂肪垫区域压痛（＋），侧方挤压试验（－），回旋挤压试验（－），浮髌试验（＋）。

辅助检查：右膝关节 MRI 示髌骨骨髓水肿。

中医诊断：筋伤，气滞血瘀证。

西医诊断：髌骨骨髓水肿，髌骨复位术后。

治则：活血化瘀，利水消肿。

主方：三七活血汤加减。

三七 15g	骨碎补 15g	红花 10g	泽泻 10g
续断 15g	酒大黄 10g	苏木 10g	木香 10g
蒲黄 10g	醋没药 10g	赤芍 10g	当归 10g
地龙 10g	泽 兰 10g	牛膝 10g	茯苓 20g

14 剂，水煎服，每天 1 剂，分 2 次温服。

其他治疗：嘱患者避风寒，以护膝保护，不剧烈活动，加强股四头肌功能锻炼，并予七叶皂苷钠口服消肿，配合舒筋活络外敷包、活血安痛酒外用通经活络，化瘀消肿。

二诊（2022 年 7 月 14 日）：患者诉右膝关节疼痛较前明显减轻，屈伸活动及负重时稍感疼痛，无静息痛，查体见患膝肿胀基本消退，髌骨下稍压痛，浮髌试验（－）。纳可，寐佳，二便调，舌淡紫，苔白微腻，脉弦。治以活血化瘀，利水消肿，予原方继服 7 剂。配合行气活血足浴液熏洗患膝，并嘱患者逐步加强功能锻炼，控制好体重，继续予舒筋活络外敷包热敷、活血安痛酒外用治疗。

三诊：8 月 4 日患者来诊，诉患膝已无疼痛，屈伸时偶伴有弹响，嘱患者继续功能锻炼，控制体重。后续随访 3 个月未见复发。

按语：骨髓水肿综合征（Bone Marrow Edema Syndrome，BMES）是一种以局部骨髓出现骨基质弥漫性水肿为特征的导致关节活动功能受限的急性疼痛性疾病，其病因目前尚未完全阐明，具有一定自限性，故而又称为一过性骨质疏松症（Transient osteoporosis，TOP）。BMES 多见于中青年男性患者，通常发生在人体的承重大关节，如髋、膝、踝关节等部位。骨髓水肿（Bone Marrow Edema，BME）是 MRI 的一种骨骼系统的特殊影像学表现，在其他因损伤、坏死、肿瘤、骨关节病及骨质疏松等因素导致的骨关节相关性疾病中均可见局部骨髓水肿征象。BME 在 MRI 上显示最为清晰，也最为敏感。

对于 BMES 的发病原因，国内外尚无统一定论。目前较为被学界所接受的观点有两种。一种是继发于某些疾病引起的骨髓水肿，多认为是由外伤性损伤、感染、肿瘤、骨性关节病、自身免疫性骨病等因素引起，其中以创伤性因素为主。部分学者认为低能量机械性应力作用于局部松质骨，使得局部骨小梁断裂发生微骨折，进而刺激局部毛细血管增生，导致骨髓细胞充血、坏死、细胞内液渗出，从而出现应力性水肿。另一种称为生理性骨髓水肿，一些学者认为股骨近端内受力不均匀，或在外力作用下近段髓腔内环境压力升高、局部充血灌注，进而出现反应性骨基质内液充灌，我们在 MRI 可见影像检查即为 BME 征象。因为其具有可逆性，便认为是骨髓水肿的一种生理性表现。

本案患者有创伤史、手术史，患膝受创后血溢脉外，离经之血阻于脉络筋骨之中，气不能推动血正常运行于四肢，反停留于骨关节，进而形成瘀血，导致关节失养，即关节内营养成分的缺乏，瘀血阻滞经络，痹阻关节，关节不通则痛。叶天士认为"痛为脉中气血不和也"，王清任认为"痛不移处或诸痹证疼痛，定有瘀血"。《素问·至真要大论》载："寒复内余……股胫足膝中痛。"风寒湿邪侵袭膝关节，痹阻经脉气血，引起经脉不通，即关节血循环障碍，静脉瘀血，组织缺氧，骨关节内压增高。关节长期得不到气血濡养，痉挛拘急不伸，骨骼退变损伤。同时血瘀既是致病因素，又是病理产物。血液瘀滞于孙络，或渗出脉外而瘀阻，致使局部血液循环发生障碍，从而使孙络的回流受阻，故谓经有瘀血。

基于上述病机，卢敏教授以行气活血利水为治法，调活其郁结之气血、利渗其滞留之痰饮，辨证论治，恰如其分。全方以三七、红花、酒大黄、蒲黄、赤芍、没药、当归活血化瘀，木香、地龙行气通络，泽泻、茯苓、泽兰利水，牛膝既能活血利水，又引药至膝，共收活血化瘀，行气利水之效。配合舒经活络外敷包热敷、活血安痛酒外涂及行气活血足浴液熏洗等外治法，内外兼治，共促患者康复。

【病例 2】徐某，女，29 岁，2021 年 9 月 23 日初诊。

主诉：左踝关节疼痛半年，加重伴右踝关节疼痛 1 个月余。

现病史：患者自诉半年前穿高跟鞋参加婚礼后出现左踝关节酸软疼痛，至当地医院就诊，完善 X 线片等辅助检查后未见明显异常，予膏药贴敷等对症治疗后疼痛有所缓解，但易反复，多次用药但效果欠佳，缠绵至今。1个月余前患者游泳后自觉左踝关节疼痛加重，偶伴有右踝关节疼痛，今为进一步治疗前来就诊。现见双踝关节酸胀疼痛，偶伴有刺痛，以左侧为著，站立行走时加重，卧床休息时偶有疼痛，左踝关节常有冷感，需厚袜覆盖，口淡不渴，食纳可，夜寐欠安，小便量多色白，大便偏干。舌淡红，边有齿痕，苔薄白微腻，脉弦紧。

既往史：患者因工作原因有长期久站史，否认基础疾病及传染病史，否认痛风及风湿性疾病史。

专科检查：左踝关节稍肿胀，按之凹陷，肤温偏低，正前方、内踝压痛（＋），纵轴叩击痛（－），左踝关节屈伸度活动尚可，踝关节抽屉试验（－），内翻及外翻试验（－），距骨倾斜试验（＋），足背动脉搏动可，肢体末端血供及感觉可。

辅助检查：左踝关节 MRI 示距骨、足舟骨、跟骨骨髓水肿。

中医诊断：骨痹，寒湿痹阻证。

西医诊断：左踝多骨骨髓水肿。

治则：温阳祛寒，活血利水。

内服方药：五苓散合桃红四物汤加减。

桂　枝 12g	茯苓皮 30g	白芍 30g	泽泻 20g
生白术 20g	泽　兰 15g	牛膝 12g	桃仁 10g
红　花 10g	熟地黄 10g	当归 10g	赤芍 10g
川　芎 12g	苍　术 10g		

14 剂，水煎服，每天 1 剂，分 2 次温服。

其他治疗：嘱患者全休 1 个月，防寒，减少负重，出行时予护踝保护，双拐行走。配合院内制剂温阳祛寒足浴液，组成为桂枝、麻黄、生川乌、生草乌等，熏洗双踝关节，再以具有活血化瘀、消肿止痛功效的青鹏软膏外涂患处，内外兼治。

二诊（2021 年 10 月 14 日）：患者诉用药后双踝关节疼痛已明显好转，现右踝关节基本无疼痛，左踝关节无静息痛，活动时疼痛较明显。现停药 6 天疼痛较前有所反复。查体见左踝关节肿胀较前消退，肤温基本正常，轻度压痛。嘱患者原方继服 14 剂，配合温阳祛寒足浴液熏洗及青鹏软膏外用。

三诊（2021 年 10 月 28 日）：患者诉左踝关节外侧活动时稍有疼痛，查体可见左踝关节外侧轻度压痛，余无特殊不适。嘱患者停用中药方剂，可逐渐开始正常生活、工作，予硫酸氨基葡萄糖胶囊口服 3 个月保护关节软骨，继续以温阳祛寒足浴液熏洗及青鹏软膏外用收尾。

治疗效果：经近 30 剂中药口服及外用，患者左踝关节疼痛完全消除，后续随访 6 个月未见复发。

按语： 关节疼痛属中医学"痹证"范畴，《素问·长刺节论》曰，"病在骨，骨重不可举，骨髓酸痛，寒气至，名曰骨痹。"肝肾亏虚，气血不足以致筋脉失养；或外伤劳损，风寒湿邪侵袭，气血留滞筋脉，痹阻不通，而为痛。本案患者无外伤史，但考虑其为冬春之交，天气变化剧烈之时发病，又有踝关节外露于风寒邪气之中的病史（穿高跟鞋），症见踝关节常有冷感，得温则痛减，辨证为寒湿痹阻证，治以温阳祛寒，活血利水。

全方由五苓散合桃红四物汤加减而成，方中桂枝辛温，既能温化膀胱而利小便，又能疏散外邪而治表证。患者小便自利而患肢肿胀，且无热象，故去利水渗湿清热之猪苓，易茯苓为茯苓皮，取其通利肌表之水的功效。泽泻甘寒渗泄，助茯苓皮利水；白术、苍术同用，苦温健脾燥湿，使脾强而制水。再配入桃红四物汤，以强劲的破血之品桃仁、红花为主，辅以甘温之熟地黄、当归滋阴补肝，养血调营；赤芍、白芍同用，一者缓急止痛，一者养血和营，增强补血活血之功；川芎活血行气，调畅气血。最后配以兼具活血化瘀，利水消肿之效的泽兰、牛膝，增强疗效。

内服方药的同时又配以院内制剂温阳祛寒足浴液，通过足浴熏洗的方式，既有热效应的同时，又有中药温阳通络，散寒除痹之功，药物直达病所，能够扩张周围血管，促进踝关节的血液循环，增加关节液的分泌，有利于骨关节的修复。再辅以藏药配方青鹏软膏，活血化瘀，消肿止痛，在足浴熏洗后涂敷患处，药力持久，可明显缓解关节疼痛。

（五）骨折不愈合

【病例】 喻某，男，40 岁，建筑工人，2022 年 2 月 2 日初诊。

主诉：左胫腓骨下段骨折内固定术后 5 个月余，发现骨折不愈合 3 天。

现病史：患者自诉 2021 年 8 月 3 日不慎从高处坠落，致左胫腓骨下段疼痛、肿胀，左小腿活动受限，立即至宜春市某医院就诊，完善相关检查后诊断为左胫腓骨下段骨折。先后在宜春市某医院及浏阳市某医院行内固定术治疗，末次手术时间为 2021 年 9 月 1 日。现术后 5 个月，患者复查 X 线片发现骨折不愈合，今为进一步治疗前来就诊。患者现时感左小腿疼痛，多于活动左下肢时出现，偶见静息痛，食纳可，夜寐欠安，大小便可。舌淡红，苔薄白，脉细。

既往史：既往体健。

专科检查：左小腿无畸形，无肿胀，小腿下段可见数道手术瘢痕，长者约 15cm，周围色素沉着，压痛（＋），纵轴叩击痛（－）；左踝关节屈伸活动度可，内外旋主动活动稍受限，踝阵挛试验（－），踝关节抽屉试验（－），内翻及外翻试验（－），距骨倾斜试验（＋），足背动脉搏动可，肢体末端血供及感觉可。

中医诊断：骨折病，气血亏虚证。

西医诊断：左胫腓骨下段粉碎性骨折内固定术后（4 个月），骨折迟缓愈合。

治则：补肝肾，强筋骨，益气活血化瘀。

内服方药：骨折愈合方加减。

黄　芪 30g	人　参 10g	红　花 10g	三　七 10g
杜　仲 10g	鳖　甲 10g	陈　皮 10g	钻地风 15g
洋金花 3g	土鳖虫 15g	骨碎补 10g	续　断 10g
补骨脂 10g			

14 剂，水煎服，每天 1 剂，分 2 次温服。

其他治疗：嘱患者全休 1 个月，防寒，防跌倒，不能负重行走，同时予院内制剂温阳祛寒足浴液熏洗患肢，促进患者恢复。

二诊（2022 年 3 月 2 日）：患者诉原方服完后又在当地药店抓药，守方继服 14 剂，服药后患肢疼痛明显缓解，目前无静息痛，仅在下地行走时稍感疼痛，但尚可忍受，偶伴有左足背侧麻木感，食纳可，夜寐安，大小便可。查体见左小腿下段无压痛，左踝关节屈伸活动度较前好转。舌淡红，苔薄白，脉平。完善 X 线片提示骨折线处有少量骨痂生长。嘱患者可适当负重，逐步加强功能锻炼，注意预防骨质疏松，予中成药恒古骨伤愈合剂 20 支及碳酸钙 D_3 口服，配合温阳祛寒足浴液熏洗治疗。

治疗效果：3 个月后电话随访，患者诉患肢疼痛基本消失，复查 X 线片见骨折愈合可，已可正常下地行走。

按语：骨折延迟愈合或不愈合是四肢骨折常见的并发症。骨折愈合是一个复杂的病理生理过程，骨折后机体从局部组织到全身功能状态均发生不同程度的病理改变，包括无菌性炎症反应，各种细胞因子的局部诱导作用等。骨折愈合能力受患者全身状况、骨膜完整性、骨折部位血供情况、骨折断端接触面的稳定性，以及有无感染等多种条件的影响，保护愈合能力是骨折治疗全过程的关键问题。研究表明，骨折延迟愈合的基础是应力干扰，局部血循环差，局部代谢功能障碍。常见原因为固定不良、局部感染、局部软组织条件差、局部血供差、骨折损伤严重、全身素质差、牵引过度、不正确的功能锻炼、手法复位不当等。

中医学没有"骨折延迟愈合"的病名，一般认为本病应归属"肾虚骨痿""骨痹"范畴，并与瘀血和肾虚关系密切。陈士铎曰："盖打仆跌……必有恶血留内……血不活则瘀不去，瘀不去则骨不能接。""骨伤必内动于肾，筋伤必内动于肝，肾不生髓则不能养骨，血不濡筋，则筋松而不能束骨。"《素问·宣明五气》载"骨主骨"；《素问·六节藏象论》载"肾者……其充在骨"。骨由肾所主，肾精充沛，骨得所养，其生长发育和功能才能正常。又载"肝主筋""肝者其充在筋"，肝主筋主藏血，筋束骨，筋骨相连。因而，骨折延迟愈合与肝肾不足和瘀血内阻密切相关，治当以活血化瘀，补益肝肾为法。

本案用三七活血化瘀定痛，《本草求真》指出三七"气味苦温，能于血分化其血瘀。故凡金刃刀剪所伤，及跌仆杖疮血出不止，嚼烂涂之，其血即止"，《本草新编》则说"三七根，加入补血补气药之中则更神"。黄芪性甘味温，三七、黄芪共用，起到活血补气的功效。红花辛散温通，为破血、行血、和血、调血之药。人参补气生血，助精养神，是大补人体肝肾元气的要药。杜仲药性甘温，可补中，益精气，强筋骨。骨碎补、续断、补骨脂、土鳖虫四药同用，可补肾强骨，接骨续筋。陈皮药性辛苦温，《本草纲目》记载其"治百病，总去其理气燥湿之功。同补药则补，同泻药则泻，同升药则升，同降药则降"，与以上药物合用，起到强化药性增强药效的作用。洋金花能够麻醉镇痛，止痉，钻地风主治四肢关节疼痛，能够疏通筋骨，行气止痛，缓解关节疼痛症状。鳖甲能够滋阴潜阳，软坚散结，具有补益肝肾的功效。本方采用多种活血行气，舒筋止痛，温补肝肾的药物，通过消、通、补并用的方法，达到标本兼治的功效。

（六）强直性脊柱炎

【病例】 朱某，男，34 岁，2022 年 11 月 10 日初诊。

主诉：阵发性腰部疼痛 8 余年，加重伴颈胸背部疼痛半年。

现病史：患者有久坐史，自诉 8 年前无明显诱因出现腰部疼痛，呈阵发性，8 年来反复发作，多于秋冬季节变化时出现，伴双下肢放射痛，多次就诊于外院，予药物口服及膏药贴敷等治疗，可部分缓解，近半年来出现颈、胸、背部疼痛，反复发作，颈椎屈曲活动受限，伴头晕，双下肢乏力，踩棉花样感，9 月份以来腰痛加重，疼痛由阵发转为持续，翻身活动及久坐蹲起时疼痛可明显加重，无双下肢放射痛，就诊于湖南省某医院并住院治疗 3 天，无明显缓解，后就诊于某中医门诊，予口服中药后疼痛无明显缓解，为进一步治疗前来就诊。现见颈胸腰背部疼痛，以腰痛最为明显，呈酸胀式、针扎样疼痛，疼痛部位固定，多于床上翻身活动，久坐久蹲起身咳嗽及弯腰时加重，伴双下肢乏力，踩棉花感，无头晕头痛，寐欠安，大小便可。舌红，苔薄白，脉弦涩。

既往史：既往体健。

专科检查：脊柱生理曲度变直，患者跛行，C_3、T_7、L_4 椎体及椎旁压痛，右侧骶髂关节压痛（＋），颈椎屈曲活动全方位受限，屈曲左右旋转及偏转时均可诱发疼痛，颈部肌肉紧张，臂丛神经牵拉试验（＋），右手霍夫曼征（＋），腰部肌肉紧张，直腿抬高试验右 70°、左 70°（＋），加强试验（＋），双下肢肌肉紧张，有明显紧绷感。

中医诊断：大偻，湿热阻络证。

西医诊断：类风湿关节炎？强直性脊柱炎？T_9 椎体骨髓水肿，$L_{4\sim5}$ 椎间盘病变，颈椎病变。

治则：祛风除湿，清热除痹。

内服方药：当归拈痛汤。

当归 10g	羌　活 15g	防　风 10g	升　麻 5g
猪苓 10g	盐泽泻 10g	茵　陈 15g	黄　芩 10g
葛根 10g	党　参 10g	炒苍术 5g	炒白术 10g
苦参 5g	盐知母 10g	炙甘草 5g	

14 剂，水煎服，每天 1 剂，分 2 次温服。

其他疗法：口服艾瑞昔布，每次 1 片，每天 2 次。

按语：强直性脊柱炎尚无统一的中医命名，目前大多称其为"大偻"，病位主要在肾、肝两脏，病性为本虚标实，其中标实大体在寒、热、湿三邪，卢敏教授认为可有瘀、痰之邪。证型大致分为肾虚督寒证，湿热阻络证，寒湿阻络证，肝肾不足证，瘀血阻络证。患者青壮年，病程日久，气滞血瘀，郁而化热，辨证为大偻之湿热阻络证。治以清热利湿，通络止痛，方用当归拈痛汤加减。方中重用羌活、茵陈为君。羌活辛散祛风，苦燥胜湿，且善通痹止痛；茵陈善清热利湿，《本草拾遗》尚言其能"通关节，去滞热"。两药相合，共成祛湿疏风，清热止痛之功。臣以猪苓、泽泻利水渗湿；黄芩、苦参寒凉以助茵陈清热解毒；防风、葛根、升麻解表祛风，诸药从除湿、祛风、清热等方面助君药之力。佐以苍术、白术燥湿健脾，以运化水湿邪气，知母清热养阴。本证湿邪偏胜，所用诸除湿药性多苦燥，易伤及气血阴津，以党参、当归益气养血；使以炙甘草调和诸药。正中大偻湿热阻络证的病因病机。

（七）痛风性关节炎

【病例】许某，男，29 岁，湖南长沙市人，工人，2019 年 11 月 22 日初诊。

主诉：右踝关节肿痛、活动不利 1 天。

现病史：患者于 1 天前无明显诱因出现右踝关节肿痛、活动不利，未予重视，症状加重，踝关节局部肿胀、热、疼痛明显，伴有口渴欲饮，低热，大便黏滞，小便频数。舌红，苔黄，脉滑数。

专科检查：右踝关节轻度肿胀，局部皮肤稍发红，踝周叩击痛（＋）、触痛（+），踝关节屈伸活动时疼痛加重，屈伸活动度基本正常。尿酸为603μmol/L。

诊断：骨痹，湿热下注证。

治则：清热祛湿，通络止痛。

内服方药：四妙散加减。

黄　柏9g	苍　术10g	当　归10g	薏苡仁10g
牛　膝15g	伸筋草10g	生地黄10g	忍冬藤10g
败酱草10g	金银花10g		

10剂，水煎服，每天1剂，分2次温服。

其他治疗：予以跌打消炎散加如意金黄散各30g，敷于患处4h。每天1次，连续5天。嘱患者避风寒，慎起居，调情志，注意休息。调节饮食，禁辛辣刺激及肥厚之品。大量饮用苏打水，保持小便通畅，碱化尿液。

二诊：7天后来诊。复查尿酸为386μmol/L，患者临床症状明显减轻，踝关节无红肿，无压痛，皮温正常。

按语： 痛风是一种代谢性、终身性疾病，如果及早诊断进行规范治疗，并配合医嘱调整饮食、生活习惯，大多数痛风患者可正常工作生活。急性期，辨证使用中医药内服、外敷可快速控制症状，缓解疼痛；慢性期病变可导致患者关节变形，但部分患者可经手术矫正恢复。

患者为青年男性，形体稍胖，平素饮食不节，湿热内蕴，舌红，苔黄，脉滑，皆属湿热内蕴下注之象，本病多由湿热内蕴，下注踝部所引起。本案以清热祛湿，通络止痛为治疗大法，方用四妙散加减。方中黄柏苦寒清燥降泄，善除下焦之湿热，故为君药。苍术苦燥温散，善燥湿除痹；薏苡仁淡渗甘补微寒，善利湿除痹。两药合用，助君药祛除下焦湿热，故为臣药。牛膝苦泄降，平而下行，既善活血通经，通利关节，利尿，又能引药下行而直达下焦，故为使药。全方配伍，清利苦燥，共奏清热利湿之功，故善治湿热下注之痹证，症见足膝红肿、筋骨疼痛。诸法合用，证药相应，能明显改善患者症状。

第4章　科学研究荟萃

一、卢敏科研课题研究概况

（一）卢敏科研课题汇总（表4-1）

表4-1　卢敏申报课题汇总

编号	课题名称	课题来源	项目编号	课题负责人	获批年度
1	Wnt信号通路调控"虚、瘀、毒"病机下膝骨关节炎软骨细胞自噬及加味独活寄生合剂的干预机制研究	国家自然科学基金	81874476	卢敏	2018
2	基于Wnt信号通路研究"虚、瘀、毒"病机下兔膝骨关节炎软骨细胞凋亡及中药的干预机制	国家自然科学基金	81574004	卢敏	2015
3	老年病中医早期识别、干预及综合服务技术的示范研究	国家重点研发计划项目	2018YFC2002500	张荣华、卢敏	2018
4	加味独活寄生合剂调控软骨细胞线粒体分裂/融合平衡干预膝骨关节炎的机制研究	湖南省卫健委	202104070364	卢敏	2020
5	活血化瘀法干预Wnt/β-catenin信号通路治疗兔膝骨关节炎的研究	湖南省自然科学基金	14jj2019	卢敏	2014
6	伤速康巴布膏对兔膝骨关节炎模型关节液中细胞因子水平变化的影响	湖南省自然科学基金	09jj6050	卢敏	2009

（二）科研课题取得的重要结果

Wnt 信号通路调控"虚、瘀、毒"病机下膝骨关节炎软骨细胞自噬及加味独活寄生合剂的干预机制研究课题在前期工作的基础上采用新西兰大白兔骨性关节炎模型，从体内和体外实验两方面探讨 Wnt 信号通路与膝骨关节炎关节软骨细胞的凋亡有关，膝骨关节炎"虚、瘀、毒"病机具有相关性和一致性，并采用补肾活血、祛痹止痛的加味独活寄生合剂干预进行反证。结果表明：①采用石膏伸直位固定兔膝关节 6 周是建立稳定的 KOA 模型的有效方法；采用石膏固定，结合氢化可的松灌胃与环境因素干预可建立具有"虚、瘀、毒"病机特点的兔 KOA 病证结合模型。②加味独活寄生合剂可从整体上改善 KOA 病证结合模型兔的中医证候体征，并且可通过抑制 Wnt/β-catenin 通路，调控 Wnt 3a、β-catenin、MMP-13、Bax 和 Bcl-2 的 mRNA 和蛋白表达，进而有效抑制软骨细胞过度凋亡，起到保护关节软骨的作用。③加味独活寄生合剂含药血清能促进兔正常软骨细胞及骨髓间充质干细胞成软骨诱导细胞的增殖，其作用机制可能通过影响 Wnt 信号通路中的 Wnt5a、β-catenin、SOX9 等基因的表达，调控 Wnt 信号通路，进而调节细胞周期的 G1 期，促进正常软骨细胞的增殖。④加味独活寄生合剂含药血清能促进兔退变的软骨细胞凋亡，其作用机制可能通过影响 Wnt 信号通路中的 Wnt5a、β-catenin、Casp3/8 等基因的表达，调控 Wnt 信号通路，从而促进退变的软骨细胞凋亡，结合加味独活寄生合剂临床治疗 KOA 患者，其作用机制与中医学"瘀去新生"理论相符合。⑤效液相色谱 – 四级杆 – 时间飞行质谱仪分析加味独活寄生合剂和含药血清的主要成分，其体内直接作用物质很可能出自血清中的 33 个药源性成分，结合血清药理学对其作进一步研究有助于阐明该制剂药效物质基础。⑥加味独活寄生合剂的单体成分牛膝多糖能促进人 KOA 软骨细胞的增殖，能够调控软骨细胞自噬的水平和抑制 KOA 软骨细胞凋亡，其机制可能是通过抑制 Caspase-3/9 途径发挥作用。本项目初步证实了 Wnt 信号通路与膝骨关节炎关节软骨细胞的凋亡有关，加味独活寄生合剂通过调控 Wnt 信号通路发挥药效作用，为中医药治疗骨关节疾病提供了一定的科学依据，同时丰富了骨关节炎"虚、瘀、毒"病机的科学内涵。

KOA 是中老年人常见的慢性致残性疾病，其发病机制尚不明确。近年来研究发现，细胞自噬在骨关节疾病中扮演重要的角色，与骨关节炎炎症反应、软骨细胞退变密切相关。课题组前期研究发现加味独活寄生合剂可通过调节 Wnt 信号通路改善 KOA 关节软骨细胞的凋亡，因此我们提出科学假说：加味独活寄生合剂能通过调控 Wnt/β-catenin 信号通路调节自噬的发生，从而保护膝骨关节炎软骨细胞，延缓关节的退变。为验证该假说，本项目采用 KOA 患者膝关节软骨组织培养原代软骨细胞建立体外模型，新西兰大白兔膝骨关节炎模型体内实验模型，探究加味独活寄生合剂调控 Wnt/β-catenin 信号通路调节软骨细胞自噬的机制。研究发现，在人体的软骨组织中，软骨细胞的凋亡随着软骨退变的程度而增加，而自噬会随着软骨退变程度的加重而减少。动物实验中，加味独活寄生合剂可以一定程度改善兔膝关节软骨损伤，其机制和激活自噬相关。另外，研究发现，抑制 Wnt/β-catenin 信号通路后，自噬增强，兔膝关节软骨损伤得到改善。体外实验研究发现，加味独活寄生合剂血清干预人体外培养的 KOA 软骨细胞，能提高软骨细胞的自噬水平，改善软骨细胞凋亡，抑制 Wnt/β-catenin 通路能提高自噬的水平。此外，课题组通过网络药理学预测及实验验证加味独活寄生合剂中药物的单体成分黄芩素、山柰酚对于小鼠 KOA 的疗效，结果表明，黄芩素、山柰酚可通过抑制软骨细胞凋亡延缓软骨丢失，减轻滑膜炎症，改善软骨下骨微结构，从而发挥对 KOA 的治疗作用。在本次课题的研究中，课题组分别从细胞自噬与凋亡，以及 Wnt/β-catenin 与膝骨关节炎的相关性角度探讨中药复方及单体干预 KOA 关节软骨细胞的作用机制，为阐明 KOA 发病机制与中医药防治 KOA 提供了新策略。加味独活寄生合剂可能通过多种成分、多个靶点，涉及多条分子通路发挥抗炎、抗凋亡的作用，从而达到治疗 KOA 的作用。

二、膝骨关节炎模型体系的建立

（一）膝骨关节炎动物模型建立

膝骨关节炎是临床上常见病、多发病，是一种退行性关节疾病，是中国和全世界老年人致残的主要原因之一。KOA 的特征包括软骨变性，骨赘形成，软骨下骨囊肿和硬化，滑膜炎及疼痛。随着我国老年化进程加快，KOA 发病率呈逐年上升趋势。KOA 与年龄、肥胖、炎症、创伤及遗传等因素相关，在发生发展过程中涉及多条信号通路，但其具体发病机制未明。对其的治疗主要是缓解疼痛，改善或恢复关节功能，并延缓关节的进一步退变。

膝骨关节炎模型是研究降低膝骨关节炎发病率，延缓其病理进程的重要工具，目前现有的膝骨关节炎模型不能完全概括人类骨质疏松症的所有特征与发病特点，而使用特定的膝骨关节炎模型来解决膝骨关节炎的临床问题至关重要。卢敏教授团队提出采用中西医病证结合的方法来建立与临床膝骨关节炎的发病特点高度相似的膝骨关节炎动物模型及细胞模型，为临床研究膝骨关节炎提供一定的参考。

1. 成功复制多种经典的膝骨关节炎动物模型

(1) 关节制动法复制 KOA 模型：关节制动法主要是通过固定关节导致关节应力改变而引起软骨细胞紊乱，最终导致 KOA，兔膝关节长期固定会表现出类似于人类骨关节炎的退行性改变。兔制动模型是以石膏绷带 5～6 层固定兔后肢于过伸位、中间位或过屈位，一般固定 4～6 周可出现早中期 KOA 的病理表现，6～8 周可出现中晚期 KOA 的病理表现。如采用管型石膏过伸位固定兔膝关节 4 周、6 周、8 周后，发现兔膝关节出现不同程度关节囊变性、关节间隙变窄、软骨破坏、滑膜炎症改变、骨赘形成等，成功复制出早期、中期、晚期 KOA 模型。通过对比研究石膏固定的屈曲位和伸直位的成模效果，发现两种方法成功率及退变程度类似，但屈曲位固定相对稳定，家兔适应性好。有趣的是研究发现，未进行固定的对侧兔膝关节在 4 周时同样发生了 KOA 的退行性改变，推测原因是负荷过量，这说明当采用石膏固定法造模时，以对侧为阴性对照是不完全正确的。卢敏教授团队基于前期文献研究及实验探索，使用关节制动法成功复制了膝骨关节炎模型（图 4–1）。

(2) Hulth 造模法复制兔膝骨关节炎模型：兔耳缘静脉注射 20% 乌拉坦（4ml/kg）麻醉，固定，右侧后腿膝关节常规脱毛、消毒，使膝关节屈曲，沿兔膝关节内侧入路，使内侧副韧带及前交叉韧带完全离断。经前抽屉试验、内侧应力试验验证韧带完全离断后，充分冲洗创口，逐层缝合，术后连续 3 天注射青霉素。假手术组从膝关节内侧打开关节腔，但不破坏韧带，而后直接缝合伤口，注射青霉素。造模后 4 周检测模型是否成功。卢敏教授团队使用 Hulth 造模法成功复制了膝骨关节炎模型（图 4-2）。

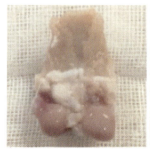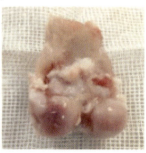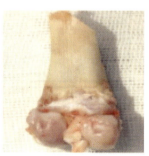

| 正常组 | Videman 组 | 悬吊组 |

图 4-1　兔左股骨髁关节面大体

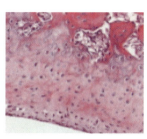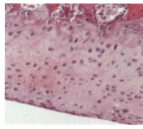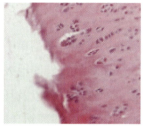

| 正常组 | 假手术组 | 模型组 |

图 4-2　各组兔右膝关节软骨组织形态（HE 染色，×200）

(3) DMM 手术造模复制 KOA 模型：通过腹膜内注射 2% 戊巴比妥钠（0.3ml/100g）麻醉小鼠，麻醉后固定，统一处理小鼠右侧膝关节，用脱毛膏去除膝关节周围的毛发，然后用碘伏消毒手术部位，经膝关节髌骨内侧纵向切开进入关节腔，镊子分离关节囊，并且将髌骨及髌韧带向外侧脱位，暴露关节直视下切断膝横韧带，过程中间段用生理盐水滴入膝关节防止组织干燥，注意避免损伤半月板下软骨和其他韧带；确定膝横韧带被切断且内侧半月板游离后，用可吸收线（6-0）缝合膝关节囊，丝线（6-0）缝合皮肤，术后不固定，分笼饲养。卢敏教授团队使用 DMM 手术造模成功复制了膝骨关节炎模型（图 4-3）。

(4) 创建基于中、西医病证特点的膝骨关节炎动物模型：中医学最鲜明的特点是辨证论治，在现代中医药科研过程中，模拟中医相关证候的动物模型是中医药研究不可或缺的一环。目前用于研究中医药治疗 KOA

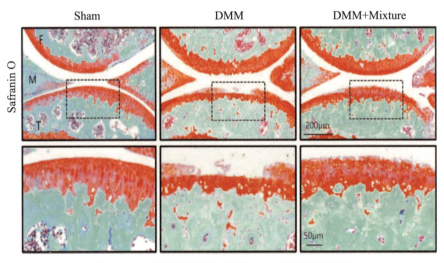

图 4-3　各组小鼠右膝关节番红 O - 固绿染色结果

的动物模型大多是单一的病理生理模型，缺少病证结合模型的报道。因此，课题组在借鉴他人造模方法的基础上，采用石膏固定法，再结合氢化可的松灌胃，以及环境因素干预，诱导出具有"虚、瘀、毒"病机特点的兔 KOA 病证结合模型，并对此模型进行客观评价，使模型更符合人类自然发生的 KOA 病变特点及中医证候特征。

采用"虚、瘀、毒"膝骨关节炎模型造模的具体方法：先建造符合中医瘀血闭阻证的兔 KOA 动物模型，裁取高分子石膏夹板适量长度固定新西兰兔的右侧后肢在伸直位，范围约从腹股沟下 1cm 至踝关节上 1cm 处作用，待石膏变硬后将兔子放回笼中，观察固定后 30min 内兔脚掌有无肿胀、瘀紫等症状，若有，则立即拆掉石膏待消肿后重新固定，为防止石膏被啃、脱落，用细铁丝在大腿折处和踝关节处进行捆扎，石膏固定 1 周后建造肾阳虚模型，以氢化可的松 10mg/kg 剂量（已按兔与人之间每千克体重剂量折算系数法进行换算），灌胃每天 1 次，连续 10 天。模拟风、寒、湿的环境因素干预：每日上午定时用喷雾瓶通过石膏间隙处向兔患侧膝关节喷 4℃冰水约 10ml，使局部皮毛微微湿润，然后再置于距离电风扇前约 10cm 处吹干（1200r/min，约 5min），连续 25 天。成功建立了基于中、西医病证特点的"虚、瘀、毒"膝骨关节炎动物模型（图 4-4）。

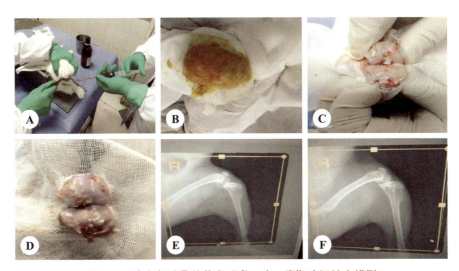

图 4-4　建立兔膝骨关节炎"虚、瘀、毒"病证结合模型
A. 糖皮质激素灌胃；B. 石膏固定下予 4℃冰水干预；C. 正常对照组；D. "虚瘀毒"模型组；E. 兔膝骨关节炎模型大体观及膝关节 X 线片。

2. 成功建立多种经典的膝骨关节炎细胞模型　组织培养工作始于 20 世纪初（ Harrison 1907，Carrel 1912），现已广泛应用于生物学、医学各个领域，成为细胞与组织研究的重要技术之一。细胞培养是一种笼统的提法，泛指所有体外培养，其含义是指从动物活体内取出组织，于模拟体内生理环境等特定的体外条件下进行孵育培养，使之生存并增殖。若以培养物而言，可分为组织培养、细胞培养和器官培养。组织培养是指把活体的一小片组织置于底物上解育，细胞自其周围移出并增殖。细胞培养是把取得的组织用机械或消化的方法分散成单个细胞悬液，然后进行培养、增殖。这些培养物的主要成分均属细胞，而这些细胞在体外增殖时仍然是相互依存、相互影响的。因此，细胞培养与组织培养实际上区别不大，本书将细胞培养与组织培养以相同的含义使用。此外，体外培养中尚有一种培养物，系将活体中器官或一部分器官取出，置于体外生存、生长并同时保持其一定的结构和功能特征，特称为器官培养，与一般的细胞培养相区别。细胞培养具有很多优越性，但也存在一定的局限性，因此对其应有全面的认识。

(1) 人原代膝骨关节炎软骨细胞的制备：在无菌条件下，截取下来的股骨、胫骨的部分关节软骨组织，用生理盐水冲洗干净软骨组织上的血渍，转移到装含有 DMEM/F12 培养基中的 50ml 无菌离心管中，并通过冰盒将标本快速转至实验室超净台；将获得的软骨组织块放置于含有适量 PBS 的培养皿中，并用 PBS 冲洗 2 遍，再用无菌手术刀片削取薄层软骨成片状，厚度应控制在 1mm 之内，将削取的软骨薄片用 PBS 冲洗一遍，再用无菌刀片剁成软骨肉泥状，PBS 冲洗 1 遍，转移至 50ml 无菌离心管，加入 3～5 倍体积的 0.25% 胰蛋白酶，于 37℃ 恒温震摇床中持续摇动消化 30min；再加入相同体积的完全培养基中和胰酶，（1000r/min，5min）离心，以沉淀未消化的软骨组织，除去上清液，加入 5～10 倍体积的 II 型胶原酶，37℃ 恒温摇床中摇动消化 8～12h。用 200 目的无菌过滤网筛将消化液过滤到 50ml 离心管中；如果消化未完全，可继续加入 0.2% II 型胶原酶继续消化 8～12h；（1400r/min，7min）离心过滤后的消化液，小心去除上清，离心后获得的白色沉淀是软骨细胞，用 PBS 清洗白色沉淀 1～2 次，以清除残余的胶原酶。添加完全培养基（20%FBS 的 DMEM/F12）3ml，重悬细胞，转移至 25cm^2 培养瓶，置于 37℃，5% CO_2 细胞培养箱中进行培养，根据细胞贴壁及培养液的情况，隔 2～3 天进行细胞换液，使用 10ng/ml IL-1β 干预成人膝骨关节炎软骨细胞模型（图 4-5、图 4-6）。

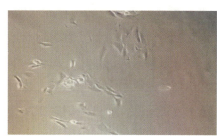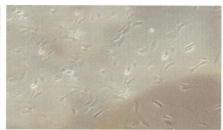

图 4-5　人原代软骨细胞的培养

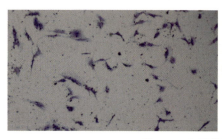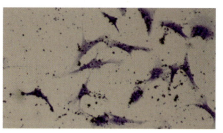

图 4-6　人原代软骨细胞的鉴定

(2) 兔原代膝骨关节炎软骨细胞的制备：在无菌手术条件下取兔膝关节软骨组织，采用 0.25% 胰蛋白酶和 0.2% Ⅱ型胶原酶消化分离培养。取 3 月龄兔耳缘静脉空气栓塞处死，用脱毛膏去除膝关节周围的毛发，去皮，剪取膝关节（离断髋关节和踝关节），快速移入超净台，在无菌条件下剥离关节周围的肌肉韧带，暴露关节腔，清除软骨表面的滑膜，切取关节软骨于含有 5ml 无菌 PBS 的培养皿中，用 PBS 清洗软骨 4～5 次，切碎软骨至 1mm³，加 0.2% Ⅱ型胶原酶 5ml，置于 37℃的体积分数 5% CO_2 培养箱中消化，每隔 2h，取上清，直到消化 4～5h 后终止消化，1000r/min 离心 5min，收集软骨细胞沉淀。将收集到的软骨细胞用 10% FBS 的 DMEM/F12 培养液重悬，接种至 25cm² 培养瓶中，放置在 37℃、5% CO_2 细胞培养箱中培养。采用甲苯胺蓝染色和Ⅱ型胶原免疫组织化学染色方法鉴定，使用 10ng/ml IL-1β 干预成兔膝骨关节炎软骨细胞模型（图 4-7）。

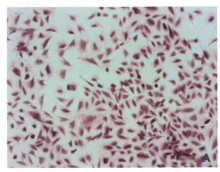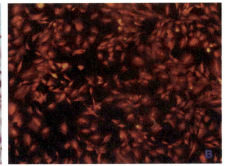

图 4-7　兔软骨细胞的形态及鉴定

三、加味独活寄生合剂的基础及临床研究

本课题组基于湖南中医药大学第一附属医院名老专家卢敏教授临床治疗经验，提出慢性筋骨疾病存在"虚、瘀、毒"的病机特点。脾主四肢，肝主筋藏血，肾主骨生髓，肝、脾、肾一旦虚损，可致肌肉筋骨失充，髓枯骨痿，渐而发为痹病。本虚为先，经脉闭阻，瘀血内生，复感风、寒、湿外邪，邪胜谓之毒，进而"瘀、毒"复致脏腑虚损，从而导致虚、瘀、毒三邪互结之痹证。加味独活寄生合剂以经典复方独活寄生

汤为基础，进行药物加减、改革制剂而成。原方中以独活为君药祛风除湿，散寒祛痹止痛；防风、秦艽祛风除湿，细辛、肉桂辛温散寒，为臣药；佐使以杜仲、桑寄生、牛膝补肝肾，强筋骨，生地黄、川芎、白芍、当归养血活血，茯苓、甘草、人参补气健脾。针对慢性筋骨疾病"虚、瘀、毒"的病机，加味独活寄生合剂在独活寄生汤的基础上，以党参易人参，增其清补健脾之力，以熟地黄易干地黄，增其补髓之功，加入黄芩、木瓜、威灵仙、制天南星 4 味中药，增其祛风除湿，解毒除痹之效。课题组长期将加味独活寄生合剂运用于临床治疗慢性筋骨疾病，取得良好临床疗效，并针对加味独活寄生合剂做了大量基础与临床研究，现对此进行归纳总结（表 4-2 和表 4-3）。

四、伤速康（黄栀理伤贴膏）的基础及临床研究

伤速康贴膏系本院临床应用 40 余年的协定方——消炎散进行剂型改变，将其制成更为简单实用的巴布剂，改善了消炎散作用时间短、不宜固定等缺点。通过长期的临床使用证明，跌打通痹膏患处外敷具有较好的活血化瘀、散瘀止痛的功效。其治疗 KOA 的主要功效为清热活血，祛瘀止痛活络，该药对于 KOA 瘀阻脉络证及气滞血瘀证等相关证型疗效尤佳，药方主要由栀子、赤芍、蒲公英、金银花、大黄、羌活、姜黄、当归、薄荷、白芷、香附等 11 味中药组成。方中金银花、蒲公英、栀子、大黄均为君臣寒凉之药，可清热祛瘀；为增强其活血通络、散瘀止痛之作用而加入佐使药，分别为香附、白芷、羌活、姜黄、赤芍、当归等行气活血之品；为增加药物透皮性加入芳香之薄荷。诸药合用，使血活归正路，散瘀有途径，共奏宁络清热、散瘀活血之功。课题组长期将伤速康贴膏运用于临床治疗慢性筋骨疾病，取得良好临床疗效，并针对伤速康贴膏做了大量基础与临床研究，现对此进行归纳总结（表 4-4 和表 4-5）。

表 4-2　加味独活寄生合剂的基础研究

编号	年份	题　目	意　义	发表杂志
1	2023	基于网络药理学探究加味独活寄生合剂对膝骨关节炎作用机制及实验验证	加味独活寄生合剂可能通过多种成分、多个靶点，涉及多条分子通路发挥抗炎、抗凋亡的作用，从而达到治疗 KOA 的作用	中国药理学通报
2	2022	The effects of Jiawei Duhuo Jisheng mixture on Wnt/β-catenin signaling pathway in the synovium inflamed by knee osteoarthritis: An in vitro and in vivo experiment	加味独活寄生合剂可以调节 KOA 模型中的滑膜 Wnt/β-连环蛋白信号通路，降低滑膜中 Wnt3a β-连环蛋白、细胞周期蛋白 D1、MMP-7 和 COX-2 的 mRNA 转录和蛋白表达水平，从而抑制滑膜炎症，保护关节软骨，这可能是治疗该病的关键作用机制	J Ethnopharmacol
3	2022	Baicalein Alleviates Osteoarthritis Progression in Mice by Protecting Subchondral Bone and Suppressing Chondrocyte Apoptosis Based on Network Pharmacology	加味独活寄生合剂单体成分黄芩苷可以显著减轻关节软骨的丢失（OARSI 评分），抑制滑膜炎症，改善软骨下骨吸收。并显著抑制关节软骨中细胞凋亡相关蛋白的表达（BAX、BCL 2 和半胱天冬酶 3）	Front Pharmacol
4	2022	Nodakenin attenuates cartilage degradation and inflammatory responses in a mice model of knee osteoarthritis by regulating mitochondrial Drp1/ROS/NLRP3 axis	加味独活寄生合剂单体成分紫花前胡苷可通过调节线粒体 Drp1 / ROS / NLRP3 轴来减轻 OA 小鼠的软骨降解和炎症反应	Int Immunopharmacol

（续表）

编号	年份	题目	意义	发表杂志
5	2022	加味独活寄生合剂对兔膝骨关节炎软骨 Wnt3a 及 β-catenin 蛋白表达的影响	加味独活寄生合剂可调控 KOA 关节软骨 Wnt3a 及 β-catenin 蛋白表达，改善关节软骨显微结构，这可能是其治疗 KOA 的作用机制	时珍国医国药
6	2022	加味独活寄生合剂对兔膝骨关节炎软骨 MMP-3、TNF-α 表达的影响	加味独活寄生合剂可调控 KOA 关节软骨 MMP-3、TNF-α 表达，延缓软骨退变，这可能是其治疗 KOA 的作用机制	辽宁中医杂志
7	2022	加味独活寄生合剂对兔膝骨关节炎显微结构的影响	加味独活寄生合剂可有效改善 KOA 关节软骨显微结构，这可能是其治疗 KOA 的作用机制	风湿病与关节炎
8	2022	加味独活寄生合剂对 OVX 骨质疏松小鼠血清中 BALP 和 TRAP 的影响	加味独活寄生合剂能降低小鼠骨质疏松症模型血清中 BALP、TRAP 含量，改善骨代谢，对于骨质疏松症具有治疗效果	湖南中医药大学硕士论文
9	2022	加味独活寄生合剂对 OVX 骨质疏松小鼠的 PI3K/AKT 信号通路的实验研究	①加味独活寄生合剂可以增加去卵巢小鼠骨小梁数量，提高骨密度，改善骨微结构；②加味独活寄生合剂可能通过激活 PI3K/AKT 信号通路，发挥防治骨质疏松症的作用	湖南中医药大学硕士论文
10	2022	加味独活寄生合剂对膝骨关节炎模型兔膝关节软骨组织细胞自噬及凋亡相关蛋白的影响	加味独活寄生合剂对兔膝骨关节的关节软骨具有保护作用，其机制可能是通过诱导软骨组织自噬、抑制细胞凋亡实现的	中医杂志

（续表）

编号	年份	题目	意义	发表杂志
11	2022	加味独活寄生合剂缓解小鼠膝骨关节炎过程中肠道菌群的参与机制	加味独活寄生合剂能够有效保护关节软骨，延缓 KOA 病程进展，其机制可能是通过调节肠道菌群结构，保护肠道屏障，减轻炎症反应而实现	中国药理学通报
12	2020	加味独活寄生合剂及含药血清主要成分超高效液相色谱－四级杆－时间飞行质谱仪分析	UPLC-Q-TOF 指认了加味独活寄生合剂 47 个共有峰，含药血清 33 个共有峰，从整体上系统地反映加味独活寄生合剂的物质化学信息，初步确认了 33 个入血化学成分	中医药导报
13	2019	加味独活寄生汤对兔膝骨关节软骨细胞凋亡的影响	加味独活寄生汤通过调控 Wnt/β-catenin 通路和下游因子 MMP-13 等相关基因表达，从而抑制膝关节软骨细胞凋亡，可能是加味独活寄生汤治疗骨关节炎的作用机制	中国中医骨伤科杂志
14	2018	加味独活寄生合剂含药血清对兔退变软骨细胞 Wnt/β-catenin 信号通路的影响	加味独活寄生合剂含药血清对白介素 -1β 诱导为退变软骨细胞模型有一定的保护作用，其作用机制可能与调控 Wnt 信号通路有关	时珍国医国药
15	2017	基于 Wnt 信号通路研究加味独活寄生合剂含药血清对兔关节软骨细胞的作用机制	加味独活寄生合剂含药血清能促进兔软骨细胞及骨髓间充质干细胞诱导成软骨导向增殖，其作用机制可能通过调控 Wnt 信号通路，进而调节细胞周期内的 G1 期，促进正常软骨细胞的增变殖。加味独活寄生合剂含药血清能促进免退变的软骨细胞凋亡，其作用机制可能通过调控 Wnt 信号通路，从而促进退变的软骨细胞凋亡	湖南中医药大学博士论文

表 4-3 加味独活寄生合剂的临床研究

编号	年份	题 目	意 义	发表期刊
1	2020	加味独活寄生合剂对膝骨关节炎肝肾亏虚证患者血清代谢组学影响	加味独活寄生合剂可能通过调控机体能量代谢、氨基酸代谢、脂质代谢等途径缓解 KOA 肝肾亏虚证患者关节肿痛、实现治疗效果	中国中医药信息杂志
2	2020	加味独活寄生合剂联合关节腔内注射对肩周炎（风寒湿型）的临床疗效观察	口服加味独活寄生合剂联合关节腔内注射治疗肩周炎的临床疗效优于单纯关节腔内注射，能更快速地缓解疼痛及改善肩关节功能，且复发率更低，具有临床推广价值	湖南中医药大学硕士论文
3	2020	加味独活寄生合剂对风寒湿痹型膝骨关节炎血浆代谢组学的研究	加味独活寄生合剂的作用机制可能是，通过调控机体能量代谢、氨基酸代谢等途径来达到治疗效果	湖南中医药大学硕士论文
4	2019	加味独活寄生合剂治疗膝骨关节炎的效果探讨	通过对膝骨关节炎患者采用加味独活寄生合剂治疗，能够有效缓解其疼痛程度，提高临床治疗效果，临床应用价值及临床推广极高	世界最新医学信息文摘
5	2019	加味独活寄生合剂联合伤速康贴膏治疗腰椎间盘突出症（风寒湿型）临床疗效观察	口服加味独活寄生合剂联合伤速康贴膏外用治疗腰椎间盘突出症，更有利于患者的临床症状的改善，疗效确切，值得临床推广	湖南中医药大学硕士论文
6	2019	加味独活寄生合剂联合股四头肌功能锻炼治疗膝骨关节炎的临床观察	加味独活寄生合剂联合股四头肌功能锻炼治疗膝骨关节炎，可抑制炎症反应、减轻关节疼痛，增加膝关节肌力，改善膝关节功能	中医药导报

（续表）

编号	年份	题目	意义	发表期刊
7	2018	加味独活寄生合剂对膝骨关节炎关节液中 IL-1、NO、Sox9 及 Collagen Ⅱ 的影响	加味独活寄生合剂能够有效缓解膝骨关节炎患者的临床症状，同时能够降低炎性因子 IL-1、NO、增加 Sox9、Collagen Ⅱ 蛋白的含量，促进关节软骨的增殖修复，这也许是加味独活寄生合剂治疗膝骨关节炎的分子机制	中华中医药杂志
8	2018	加味独活寄生合剂促进膝骨关节炎软骨修复疗效及作用机制研究	加味独活寄生合剂可降低关节液中炎症因子水平、抑制 Wnt 信号通路，通过调节通路中 Sox9、Collagen Ⅱ 表达促进 KOA 软骨细胞的增殖分化，有效缓解疼痛并改善关节功能	中国中医药信息杂志
9	2017	加味独活寄生合剂配合冲击波对老年膝骨关节炎疼痛的影响	加味独活寄生合剂配合冲击波可减轻 KOA 患者疼痛，改善膝关节功能	中国老年学杂志
10	2017	从 "虚、瘀、毒" 论治膝骨关节炎的临床研究	加味独活寄生合剂可减轻膝骨关节炎患者疼痛，改善膝关节功能	辽宁中医杂志
11	2016	加味独活寄生合剂治疗膝骨关节炎临床疗效及对关节液中 IL-1、IL-6、TNF-α 及 NO 的影响	加味独活寄生合剂能减少关节液中 IL-1、IL-6、TNF-α 及 NO 的含量，抑制炎症反应，从而改善临床症状，这可能是加味独活寄生合剂治疗膝骨关节炎的作用机制	中国实验方剂学杂志
12	2016	加味独活寄生合剂治疗风寒湿痹、肝肾亏虚型膝骨关节炎临床疗效观察	加味独活寄生合剂治疗风寒湿痹、肝肾亏虚型膝骨关节炎可缓解局部疼痛症状，有效改善膝关节功能，疗效优于独活寄生汤	中华中医药学刊
13	2014	加味独活寄生合剂配合关节腔注射治疗膝骨关节炎 21 例临床观察	加味独活寄生合剂配合关节腔注射对缓解膝骨关节炎疼痛和改善关节功能活动疗效较好，能有效改善患者的生活质量	中国民族民间医药

表4-4　伤速康（黄栀理伤贴膏）基础研究

编　号	年　份	题　目	意　义	发表期刊
1	2011	伤速康巴布膏对兔膝骨关节炎模型关节液中SOD、NO水平变化影响的实验研究	伤速康巴布膏敷贴可对骨关节炎软骨退变起明显缓解作用；能显著降低兔关节液中NO含量以及升高关节液中SOD含量，并激发OA早期的关节软骨细胞增殖而治疗骨关节病，改善关节功能	中国中医骨伤科杂志
2	2011	伤速康贴膏对兔膝骨关节炎模型关节液中IL-1、IL-6及TNF-α水平的影响	伤速康贴膏可能通过降低关节液IL-1、IL-6及TNF-α的含量，对膝骨关节炎具有防治作用	湖南中医药大学学报
3	2011	伤速康贴膏剂制备工艺研究	确定了伤速康贴膏剂制备最佳提取工艺	湖南中医药大学硕士论文

表4-5　伤速康（黄栀理伤贴膏）临床研究

编　号	年　份	题　目	意　义	发表期刊
1	2022	行气活血汤联合伤速康贴膏治疗急性腰扭伤气滞血瘀型临床观察	行气活血汤联合伤速康贴膏治疗急性腰扭伤气滞血瘀型疗效较好，不良反应小	实用中医药杂志
2	2020	桃红四物液联合伤速康治疗急性膝关节扭伤临床观察	桃红四物液联合伤速康治疗急性膝关节扭伤临床疗效显著，联合治疗可增强疗效	广西中医药
3	2020	伤速康贴膏联合玻璃酸钠关节腔内注射治疗气滞血瘀证膝骨关节炎	伤速康贴膏联合关节腔内注射玻璃酸钠治疗气滞血瘀型膝骨关节炎具有较好的临床疗效	上海医药

（续表）

编　号	年　份	题　目	意　义	发表期刊
4	2019	铝板固定联合伤速康贴膏治疗桡骨茎突狭窄性腱鞘炎疗效观察	铝板固定联合伤速康贴膏外敷治疗桡骨茎突狭窄性腱鞘炎简便有效、费用低廉，值得临床推广	广西中医药
5	2019	海马全蝎丸联合伤速康贴膏治疗腰椎间盘突出症（气滞血瘀证）的临床疗效观察	海马全蝎丸联合伤速康贴膏治疗气滞血瘀型腰椎间盘突出症，可有效减轻患者腰腿部疼痛，改善症状，提高患者的生活水平	湖南中医药大学硕士论文
6	2019	体外冲击波结合伤速康贴膏外敷治疗桡骨茎突狭窄性腱鞘炎33 例	体外冲击波结合伤速康贴膏外敷治疗桡骨茎突狭窄性腱鞘炎具有更好的疗效	中国中医药现代远程教育
7	2019	伤速康贴膏联合冲击波治疗肩周炎40 例临床观察	伤速康贴膏联合冲击波治疗肩周炎有较好的临床疗效	湖南中医杂志
8	2016	中药熏洗联合伤速康贴膏外敷治疗桡骨茎突狭窄性腱鞘炎60 例	中药熏洗联合伤速康贴膏外敷治疗桡骨茎突狭窄性腱鞘炎有较好疗效	湖南中医杂志
9	2010	当归拈痛汤结合伤速康贴膏治疗膝关节创伤性滑膜炎64 例	当归拈痛汤结合伤速康贴膏治疗膝关节创伤性滑膜炎有较好疗效	中医药导报

第5章 学术交流及传承发展

一、学术交流

学术交流是推动医学和科学技术不断进步的重要桥梁。它不仅传播最新的研究成果和临床经验和激发创新思维，还能打破专业壁垒、促进跨学科、跨地域的合作，共同攻克医学难题。这种开放与交流的精神对提升诊疗水平和科研能力具有不可估量的作用。卢敏深谙学术交流的重要意义，对学术交流工作尤为重视。他现任湖南中医药大学第一附属医院（以下简称为我院）骨伤科主任，全国第六批老中医药专家学术经验继承工作指导老师、湖南省中西结合骨伤科学科带头人、湖南中医药大学博士、博士后指导老师，已在医院临床、教学及科研一线默默耕耘工作了40余载。从医以来，他始终严格要求自己，刻苦钻研，修身养性，博览群书，勤求古训，博采众长，更积极参加各类学术会议，与业内权威和专业大咖深入交流，从而不断更新知识体系，把握国内外骨伤科学术发展的最新动态。他具有坚实的中医理论基础，精通各类正骨手法；他融会贯通现代医学知识，洞悉国内外骨伤科学术发展动态；他具有丰富的骨伤科临床经验，有很高的疾病诊治辨析能力，能运用中医、西医和中西医结合的方法，处理骨伤科急症、危症和疑难杂症。他擅长手法结合手术治疗不同类型的骨折和脱位，是湖南省中医医院首批关节置换术专家，对筋伤杂症及小儿伤科的辨证用药有深入研究，对滑膜炎、颈肩腰腿痛及神经损伤的辨证论治有独到经验。在湖南乃至全国中医医院骨伤科学领域具有较大的学术影响。

2016年12月2日至3日，由湖南省康复医学会骨质疏松专业委员会和湖南省中医药和中西医结合学会骨伤科专业委员会、"湘中医"骨伤疼痛专业联盟共同主办，湖南中医药大学第一附属医院承办的2016年度湖南省骨质疏松高峰论坛暨中医药防治骨质疏松症新技术新进展培训班在我院举行（图5-1）。本次论坛开幕式由湖南省中医药中西医结合学会骨伤科专业委员会主任委员、骨质疏松专业委员会副主任委员、湖南中医药大学第一附属医院骨伤科主任、博士生导师卢敏教授主持。

由湖南省医学会以及湖南省医学会骨科学专业委员会主办，由中南大学湘雅二医院承办的第十五届湖南省医学会骨科学专业委员会学术年会暨第八届 HOA 学术会议于 2018 年 10 月 12 日至 13 日在湖南长沙隆重举行（图 5-2）。卢敏教授骨伤团队长期以来从事中西医防治慢性筋骨疾病的临床及科研工作，卢敏教授作为湖南省医学会骨科学专业委员会副主席，积极参与骨科学会的建设发展，争取参加各类学术交流机会，同时受邀进行大会发言。卢敏教授在大会上发言，题目为"中西医促进骨折愈合的现状及展望"，会后得到了与会专家同行的一致好评（图 5-2）。

2018 年 12 月 7 日至 8 日由我院举办的国家级继续教育项目"骨关节疾病中西医结合新技术学习班"暨第三期贫困县中医药骨伤特色项目培

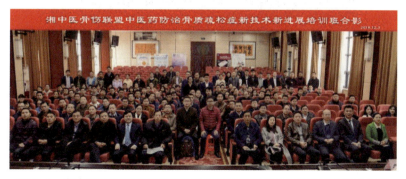

图 5-1 湘中医骨伤联盟中医药防治骨质疏松症新技术新进展培训班合影

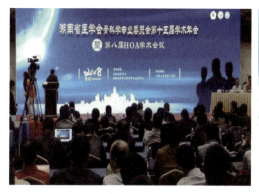
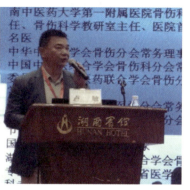

图 5-2 卢敏教授主持湖南省医学会骨科学专业委员会第十五届学术年会

训班在湖南中医药大学第一附属医院顺利召开（图5-3）。湖南省中医药管理局医政医管处蔡宏坤处长、湖南中医药大学第一附属医院副院长朱镇华教授、湖南省医学会骨科专业委员会主任委员、中南大学湘雅二医院骨科主任王万春教授，湖南省中医药和中西医结合学会骨科专业委员会主任委员、湖南中医药大学第一附属医院骨伤科主任卢敏教授，湖南中医药大学第一附属医院骨伤科副主任谢心军教授，湖南省48个贫困县的中医院骨伤科医师及湘中医骨伤科联盟单位骨科医师等参会。本次继续教育班邀请到广东省中医院关节科主任曹学伟教授、中南大学湘雅二医院王万春教授、深圳市第二人民医院运动医学科彭亮权博士。开幕式

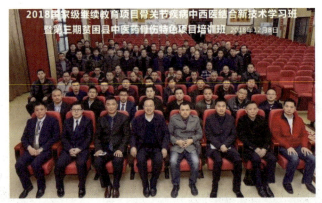

图5-3　2018国家级继续教育项目骨关节疾病中西医结合新技术学习班合影

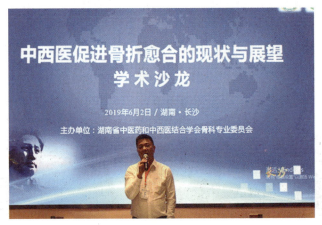

图5-4　中西医促进骨折愈合的现状与展望学术沙龙

由谢心军教授主持，卢敏教授、王万春教授、朱镇华副院长及蔡宏坤处长分别致辞。学习班上 10 余名省内外专家授课及手术现场直播演示，我院运动医学科团队张波副教授、曹寅生副教授、严可主治医师登台演讲分享肩、膝关节疾病关节镜微创治疗的经验和体会。

随着医疗科技日新月异，骨折治疗方法与药物不断推陈出新，中西医结合的治疗理念在骨科领域愈发闪耀光芒。为进一步提升湖南省骨科技术水平，加强学术交流并推动中医药在骨伤领域的合理使用，由湖南省中医药和中西医结合学会骨科专业委员会主办、方盛制药承办的"中西医促进骨折愈合的现状与展望"学术沙龙于 2019 年 6 月 1 日至 2 日在长沙望城区新华联铜官窑古镇盛情举办（图 5-4）。大会由湖南中医药大学第一附属医院骨伤科主任卢敏教授与中南大学湘雅二医院骨科主任王万春教授联袂担任主席，全省 70 余位骨科专家共聚一堂，共襄盛举。会上，卢敏教授作"中西医促进骨折愈合的现状与展望"报告，提到目前说明书上标识能够治疗骨折的中成药凤毛麟角，三花接骨散就是其中之一。

中国老年学和老年医学学会骨质疏松分会（OSCG）中医药专家委员会 2019 年学术年会暨福建省中西医结合学会骨质疏松分会成立（筹）于 2019 年 7 月 12 日至 13 日在福建福州隆重召开。本次会议在中国老年学和老年医学学会的指导下，由 OSCG 中医药专家委员会主办（图 5-5）。本次会议以中西医防治骨质疏松及其相关疾病的基础理论及临床研究为主题。卢敏教授受邀介绍了《临床上如何选用中成药治疗骨质疏松症》

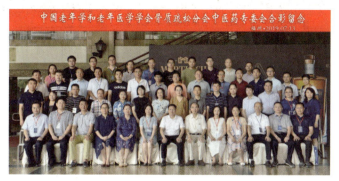

图 5-5　中国老年学和老年医学学会骨质疏松分会中医药专委会合影留念

的专题报告，并作为主持人负责第二阶段会议内容主要围绕着中医药防治骨质疏松机制研究、证候分布、新药开发及治疗方案的选择的内容展开。

2019年7月26日至28日，中国中医药研究促进会运动医学分会成立大会在南京顺利召开（图5-6）。卢敏教授受聘为"中国中医药研究促进会运动医学分会"副会长。

2020年10月22—24日，湖南省医学会骨科学专业委员会第十七届学术会议暨第十届HOA学术大会在湖南长沙召开，作为湖南省康复医学会骨质疏松委员会副主任委员，卢敏教授在骨质疏松会场致欢迎词并作中医药防治原发性骨质疏松症专家共识（2020）解读报告（图5-7）。

2021年6月5日，第二届湖湘中医骨伤健康服务高峰论坛暨湖南省健康服务业协会中医骨伤健康服务分会（2021）年会在湖南长沙召开，卢敏教授作为湖南省中西医结合学会骨伤科专业委员会副主任委员，湖南省中医学会骨伤科专业委员会副主任委员，在大会上作中成药治疗膝骨关节炎临床应用指南（2020）解读报告。

2021年9月25日上午，由常德市中医药学会中西医结合骨伤科专业委员会主办、常德市第一中医医院承办的"2021年湘西北骨科高峰论坛暨常德市中西医结合骨伤科专业委员会第二届第一次会议"在柳叶湖畔成功召开，来自湘西北地区的170余名骨伤科同道参加会议。湖南省中西医结合骨伤科专业委员会副主任委员卢敏教授出席论坛开幕式（图5-8）。

与业内权威和专业大咖深入交流（图5-9至图5-12）。

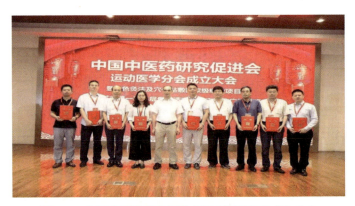

图5-6　中国中医药研究促进会运动医学分会成立大会

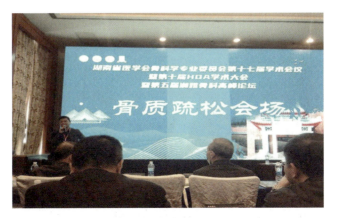

图 5-7 湖南省医学会骨科学专业委员会第十七届学术会议
暨第十届 HOA 学术大会

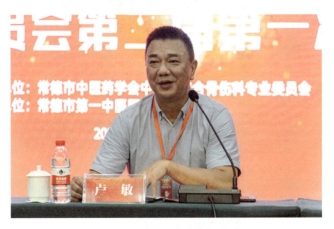

图 5-8 卢敏出席论坛开幕式

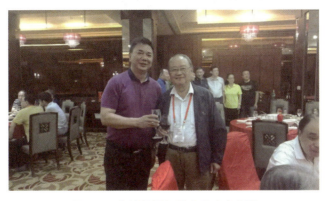

图 5-9 卢敏教授与戴克戎院士合影

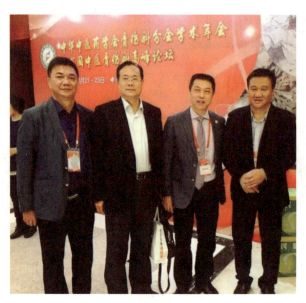

图 5-10　卢敏教授与朱立国院士、詹红生教授、雷仲民
教授合影

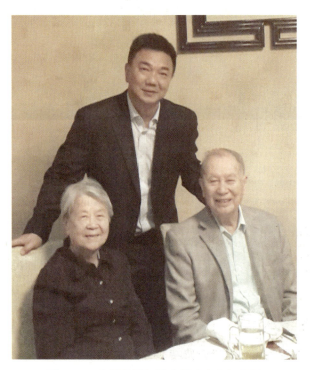

图 5-11　卢敏教授与钟世镇院士夫妇合影

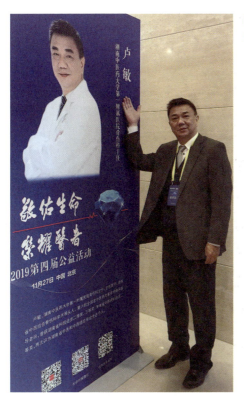

图 5-12　卢敏教授参加第四届"敬佑生命，荣耀医者"公益活动

二、传承发展

　　卢敏教授作为湖南中医药大学第一附属医院骨伤科的负责人，他坚持"学科带动专科，临床与科研并进，教学与教改同步，品牌与服务共赢"理念，推进医教研工作相互促进协调发展，引领科室整体向高水平研究型科室迈进。值得一提的是，卢敏教授专程拜师于中国工程院院士朱立国（图 5-13），潜心研习其深厚的治学精神和临床经验，进一步推动了中西医结合防治骨伤退行性疾病的创新实践。利用国家中医药管理局重点专科平台，通过组织及参与行业标准制订从而加强国内外学术交流和合作，将本专科建设成为中医药和中西医结合防治骨伤科退行性疾病的高级人才培养基地和国内外学术交流中心；参与"十一五"国家科技支撑计划"中医治疗常见病研究"，腰椎间盘突出症（腰痛）诊疗方案的规范诊疗体系研究；参与中国中医药循证医学中心建设工作，承担"腰椎间盘突出症中医方案疗效与循证评价研究"。我院骨伤科于 2020 年被

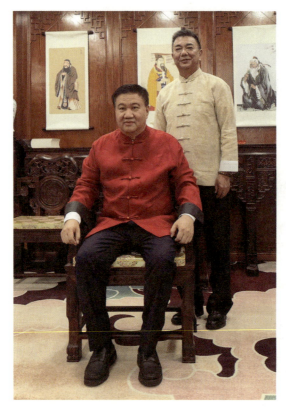

图 5-13　卢敏教授拜朱立国院士为师

认定为国家骨科与运动康复临床医学研究中心核心成员单位（全国中医医院唯一入选单位）。我科从"十一"国家重点专科建设开始制订优势病种的诊疗方案，优势病种有膝骨关节炎、腰椎间盘突出症、颈椎病、桡骨远端骨折等，在临床实践中不断优化与完善，包括诊断依据、治疗思路、辨证论治及中医特色治疗等，逐步实现中医诊疗规范化，在临床中广泛应用，并取得较好的疗效。其中我院骨伤科为湖南省膝痹病临床路径牵头单位，以膝骨关节炎为临床重点研究病种，年诊治膝关节炎住院患者 3 万余人，中医药使用率达 98%，骨伤科作为国家临床药物研究试验机构，开展膝关节疾病相关新药研发及上市后再评价试验 30 余种。湖南中医药大学第一附属医院骨伤科作为中西结合的领头羊，着力实施品牌战略，强化科室诊疗特色，优化完善了 3 个专科重点优势病种的特色疗法，总结制订了 5 个疾病诊疗规范，使疾病诊疗更加科学化、规范化。

通过中西结合学会这个平台不断推广分享新技术，新方法。精心培育一支技术精湛、思想过硬的人才队伍，坚持"德才并重，能力均衡，重点培养"的培养方针，注重打造团队意识，重视专人专项技术培养，凸显个人特长训练，如关节镜技术、手显微技术、肢体矫形技术等新技术，广泛地在临床中运用，推进技术发展。

卢敏教授作为医院骨伤科教研室主任，承担着学生中医筋伤学、中医骨病学、中医骨伤科学等相关课程的教学工作。为提高教学质量，他定期组织教研室开展教学讨论听课及青年教学竞赛，坚持落实科室阅片会，督促实习学生理论联系实际，多方位地培养学生独立思考能力，做到教学相长。狠抓科研团队建设，带领青年教师申报科研课题，到目前为止，骨伤科共承担了国家自然科学基金课题面上项目 4 个、省部级重大科研课题研究 10 余项。作为省中西结合骨伤科专业委员会的主任委员，中西结合骨科学的学术带头人，他利用学会主任委员的身份，积极开展学术交流活动，扩大了医院和个人的学术界知名度。骨伤科自建科以来，一直是我院的重头科室。他着眼于科室战略发展的长远目标，一方面，始终坚持中医特色，制订骨伤科常见病、多发病的中医诊疗方案；另一方面，大力主张引进现代高科技设备。他本人主要从事骨与关节损伤、骨关节病的中西医结合诊疗；对老年性骨关节退行性病变和颈肩腰腿痛有丰富的临床经验，对慢性筋骨疾病的精准诊断及治疗具有一定创新，提出了"调结构，通经络，补气血，理脏腑"的治疗理念，擅长诊治慢性筋骨疾病，多发性、陈旧性创伤及复杂骨折内固定，人工关节置换等高难度手术，年完成手术 200 余台，接诊患者 4000 余人，遍布全省各地。他根据已有研究基础，筛选中医特色疗法，进行规范化临床确诊，形成规范化操作规程以推广应用。建立中医药防治膝骨关节炎、腰椎间盘突出症、颈椎病文献库和民间疗法资料库，申报了伤速康巴布膏（贴膏）、桃红四物液、加味独活寄生合剂、续筋接骨合剂 4 项院内专科制剂。加强科室亚专科建设，亚专科人才建设，强化专科技术，提高核心竞争力。推进开展踝、肩关节镜技术，脊柱微创及干细胞技术的运用，3D 技术等。进一步完善学科分化，精心培育一支技术精湛、思想过硬的人才队伍，坚持"德才并重，能力均衡，重点培养"的培养方针，注重打造团队意识，重视专人专项技术培养，凸显个人特长训练。

他积极响应国家分级诊疗和医院"湘中医"医疗联盟发展政策，于2015年成立湘中医医疗联盟骨伤疼痛专业联盟，联盟涵盖全省70余家县级中医院及部分综合性医院，辐射全省14市88县7000万人口。使远在湘西、怀化、永州等偏远地区的基层患者都可以通过"湘中医"医疗联盟绿色通道直接转诊到湖南中医药大学第一附属医院就诊。他依托现有国家重点专科、湖南省中西医结合骨伤科主任委员单位、湘中医医疗联盟骨伤疼痛专业联盟盟主单位的优势，积极开展学术交流，分享新技术，新方法，基层帮扶，深入广大基层中医院，前往授课，指导查房，提高基层医院诊疗水平，造福广大基层百姓。

湖南省2018年度贫困县中医药骨伤特色项目是湖南省中医界的首次专科建设扶植项目，由湖南省财政厅专项拨款1600万元用于支持省内贫困县的县级中医医院中医药特色骨伤专科能力建设。该项目建设周期2年，由省中医药管理局牵头，湖南中医药大学第一附属医院作为项目的牵头指导单位，将在2年时间内通过培养基层中医药骨伤专科人才，推广骨伤治疗特色技术，引进骨伤救治、康复和护理设备，创建远程会诊平台及科研学术数据库等措施，加强湖南省贫困县的县级中医医院中医药特色骨伤专科建设，提升全省基层骨伤诊疗服务能力和水平，发挥中医药在健康扶贫中的独特作用。

卢敏教授作为湖南中医药大学第一附属医院骨伤科学科带头人和科室行政主任，不仅在临床、科研、教学卓有建树，具备较高的专业技术水平，清楚本专业、本领域的发展方向和位置，同时科室管理井井有条，具备成熟的现代管理理念和综合性科学管理意识。具体体现在以下几个方面。

（一）目标明确，责任清晰

运用全局观念，始终站在全盘的高度发现问题、看待问题、解决问题。将科室发展目标、管理责任分解到每个人身上，千斤重担大家挑，充分调动和发挥科室人员的工作积极性，在科室内营造民主的学术氛围和成才氛围，使每一位职工把自身的发展融入科室的整体发展之中，互为人梯，共同进步和提高，做到科室发展有规划，个人进步有方向。从

"十二五"规划开始，卢敏教授号召所有医务人员制订个人 5 年发展规划，然后在个人发展规划中总结归纳科室的短期发展计划和环节责任人。

（二）知人善用，实行人性化管理

卢敏教授通过在工作中的细心观察，了解科室每个人员的性格和特长，做到知人善任，用其所长，避其所短，充分调动和发挥科室成员的主观能动性。卢敏教授作为一名管理者，坚持以理服人和以情感人相结合，在工作中坚持原则和纪律，在生活中体现关心和帮助；在科室发展方向、新技术引进等重大问题上一直秉承集体决策、共同担当的思路，同时执行科室主任末位发言制，鼓励科室成员各抒己见，大胆提出有建设性的思路和意见，求同存异的沟通环境和个体的主人翁意识的培养不仅让民主决策高效，同时增强科室的凝聚力和战斗力。卢敏教授根据科室医务人员学历、性格、知识特点和操作能力的不同情况，给每一位成员在科室业务范围内量身定制分工，培养一技之长，医院骨伤科从最初的 2 个病区逐步拓展到现在包括运动筋伤科、足踝关节科在内的 6 个病区，让医务人员在自己擅长的骨伤科区域更好地服务患者，使患者满意度直线上升。

（三）立足长远，重视科研临床互动

骨伤科为国家中医药管理局"十一五"重点中医专科，在发展科室业务过程中，卢敏教授注重科研的发展和对临床的助力作用。卢敏教授认为：当今医疗技术迅猛发展，学术交流日益频繁，个体化疾病诊疗方案的制订不能代表一个医院学科诊疗水平的全部，科研的权重系数不断增加。骨伤科从大学校级课题起步、逐步攀登到省自然科学基金和国家自然科学基金，科室给予获得课题的同志在日常业务分工、时间分配等多方面倾斜，保证课题能够按时高质量结题，骨伤科近年来的科研成果不断传出佳绩。

（四）打造科室特色文化

依托医院的院文化，打造适合自己科室的特色文化。科室坚持文化建设引领业务增长，一切以患者的需求为标准，简化就医流程，降低医

疗成本，提高服务质量，改善就医环境，改善就医体验。科室申请了微信公众号，同时个人建立自己的视频号积极投身骨伤科的科普宣传和公益演讲。为更好地满足患者的需求，骨伤科先后采取了外出购买树皮制定夹板进行骨折断端固定、申请进入湖南省民政厅的福康工程项目、开设夜门诊等一系列便民举措。"以患者为中心"的理念深入到每一位医务工作者的骨髓和经脉，科室处处彰显人文，时时谨记服务宗旨。

2023 年 4 月 12 日上午，"全国名老中医药专家卢敏传承工作室"授牌暨拜师仪式在怀化市中医医院顺利举行（图 5-14）。湖南省中医药大学第一附属医院副院长肖清华、第六批全国老中医药专家学术经验继承工作指导老师卢敏、怀化市中医医院党委书记戴北鸿及医院相关领导出席仪式，各职能科室负责人及医护人员共计 200 人参加仪式。活动现场进行了"全国名老中医药专家卢敏传承工作室"授牌仪式，随后还举行了庄严而隆重的拜师礼仪，伍玉元、蒋勇、舒象正、王康 4 位优秀的骨伤科人才成为卢敏教授学术思想传承人。

传承创新，薪火相传，卢敏教授还建立了中医骨伤科研究生创新基地，先后培养博士后、博士研究生、硕士研究生及师带徒近百名。学生们毕业后创业于国内外，皆有成就。

经过 40 余年的不断学习和临床实践，卢敏教授提出局部与整体相结合（微观与宏观相结合）、中医理论与西医理论相结合、医患相结合、临床与科研相结合、传承与创新相结合、个人专长与科室发展相结合。回首 40 载，青春正风华，卢敏教授总是对我国骨伤事业充满信心，对中医药振兴发展充满信心，传承精华，守正创新，培养后学，医道相传。

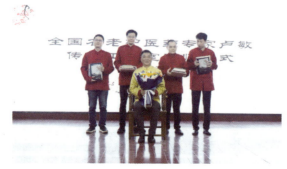

图 5-14 "全国名老中医药专家卢敏传承工作室"授牌暨拜师仪式